MON CAHIER YOGA

GÉRALDINE LETHENET

ILLUSTRATIONS : ISABELLE MAROGER ET SOPHIE RUFFIEUX

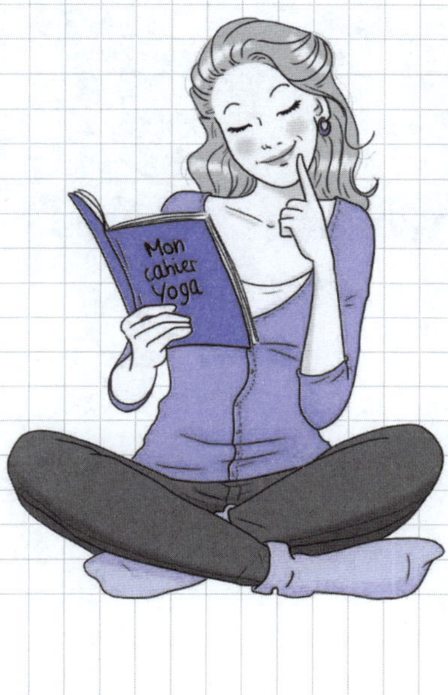

SOLAR EDITIONS

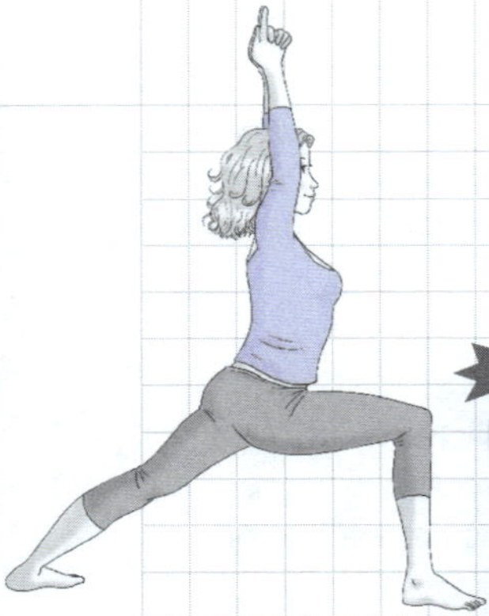

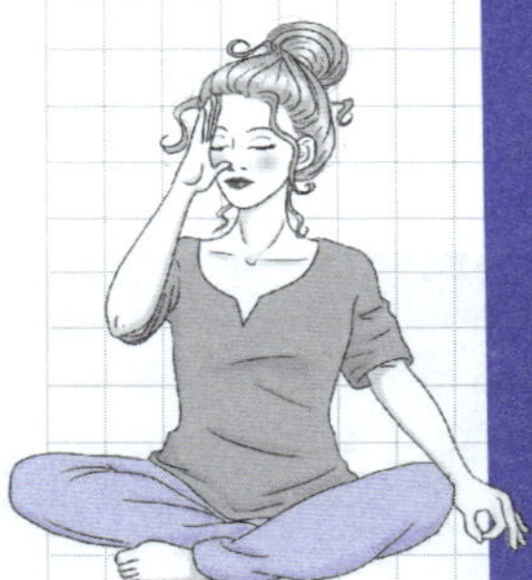

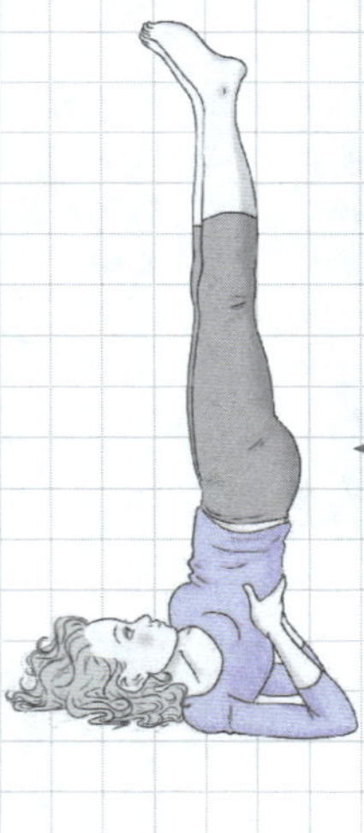

SOMMAIRE

Introduction 3

Test : est-ce que le yoga est fait pour moi ? 4

Chapitre 1 Le yoga, c'est quoi ? 7

Chapitre 2 Ma pratique corporelle 17

Chapitre 3 Je suis zen ! 49

Chapitre 4 Je développe la « yogique » attitude 59

Chapitre 5 À table les yogis ! 69

Bilan : qu'est-ce que le yoga a changé dans ma vie ? 77

Carnet d'adresses 79

Bibliographie 79

Introduction

Nous sommes, pour la plupart d'entre nous, en quête du sens de notre existence et d'une meilleure gestion du stress, du temps et de nos émotions. Vous venez d'ouvrir votre *Cahier yoga*, et sa lecture va peut-être changer votre vie ! Pour vous aider dans votre cheminement, ce cahier vous propose un premier pas dans le vaste univers du yoga, tel un voyage entre le corps, le cœur et l'âme !

Ce cahier vous présente une palette riche d'approches différentes, une vision ouverte et moderne de ce qu'est aujourd'hui le yoga occidental, en le reliant à sa tradition et à ses fondements les plus anciens.

Tout d'abord, vous déterminerez votre profil et découvrirez tout ce que le yoga peut vous apporter, pourquoi et comment… Des exercices adaptés à tous, ou plus spécialisés, vous permettront ensuite de pratiquer le yoga postural en douceur, avec efficacité… le fun en plus ! Vous allez explorer les techniques de méditation pour rester zen, et décrypter le fonctionnement des mécanismes de votre mental. Vous saurez ainsi comment intégrer le yoga dans votre quotidien, vos relations ou votre vie professionnelle !

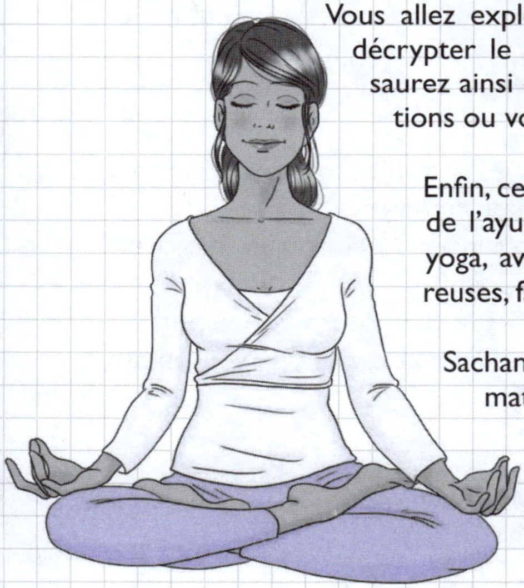

Enfin, ce cahier vous propose une approche simplifiée et pratique de l'ayurveda, le système de santé indien auquel se rattache le yoga, avec des conseils en alimentation et des recettes savoureuses, faciles à préparer et adaptées à votre constitution !

Sachant que le yoga est souvent à l'origine de grandes transformations, ce cahier est un accompagnement prometteur vers les changements et le bien-être que vous souhaitez voir s'installer dans votre vie ! *Enjoy* !

Test : est-ce que le yoga est fait pour moi ?

Le yoga propose une multitude d'approches et d'outils en réponse à de nombreux profils et à différentes problématiques. Que pouvez-vous attendre du yoga ? Est ce que le yoga est fait pour vous ? Pour savoir comment le yoga peut vous aider, il faut d'abord savoir où vous en êtes dans votre vie… Cochez les cases qui vous correspondent le mieux et reportez-vous ensuite à votre profil ! À vos stylos !

Sur une échelle de 1 à 10, estimez votre niveau de stress…

▲ 9/10 : c'est la course contre le temps, ça ne s'arrête jamais !
■ 5/10 : ça va, je gère, mais vivement les vacances !
● 1/10 : le stress, je ne connais pas. Vous avez l'heure… moi, j'ai le temps !

Vous décidez de faire une sieste en musique, mais votre téléphone sonne…

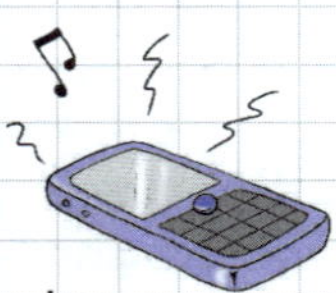

▲ Vous décrochez.
■ Vous vérifiez que cela paraît urgent et vous décrochez, en prenant soin de vous relaxer durant la conversation.
● Vous avez déjà mis votre téléphone en mode silencieux, vous ne l'entendez pas !

Vous avez fait une nuit blanche. Au petit matin…

▲ Vous avalez un Guronzan® avec un café, puis vous vous tartinez d'anticernes et vous filez au boulot.
■ Vous décalez le réveil de 3 heures et envoyez un SMS à votre collègue pour l'informer de votre retard.
● Vous ouvrez votre *Cahier yoga* et trouvez une pratique régénérante pour tenir la journée.

Après le repas, vous avez mal au ventre…

▲ Vous avez mangé trop vite, comme souvent.
■ Vous avez fait des mélanges indigestes, il serait temps d'arrêter les sucreries !
● Vous étiez stressé en mangeant, et hop ! votre plexus est maintenant tout noué…

Le matin, vous avez l'habitude de…

▲ Sauter du lit et filer sous la douche… La course commence !
■ Faire quelques étirements et exercices de gym, puis d'allumer la radio.
● Regarder le ciel, noter vos rêves et méditer 5 minutes avant de vous mettre en route.

Le sentiment ou l'attitude qui vous caractérise…

▲ La gnaque !
■ L'amouuuuur !
● La tranquillité du sage.

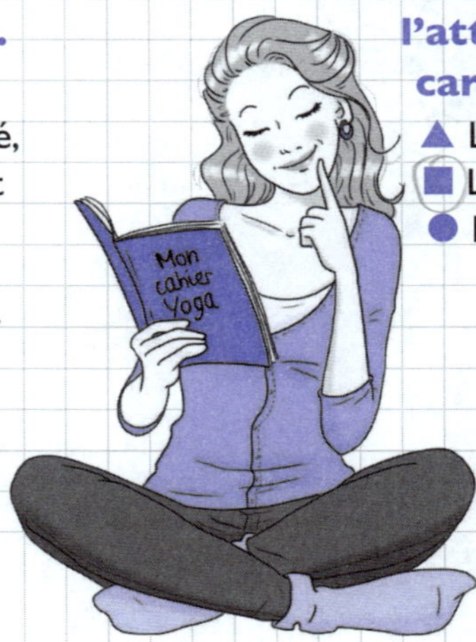

L'émotion qui vous plombe le plus…

▲ La jalousie.
■ L'avarice.
● Le besoin de tout contrôler.

Votre corps est…

▲ Raide comme un piquet.
■ Plutôt souple, quoiqu'un peu engourdi.
● Souple comme un chewing-gum.

Vos couleurs préférées en ce moment sont…

▲ Le rouge, le marron, les tonalités de terre.
■ Le bleu et le vert, les couleurs de plumes et de feuillages.
● Le blanc, le noir ou l'or, couleurs de ciel et d'étoiles.

Vous rêvez d'un monde…

▲ De joie.
■ De paix.
● De magie.

Pour samedi soir, vous choisissez votre déguisement, ce sera…

▲ Superman (ou Wonderwoman), bien moulé et bien musclé !
■ Cléopâtre, avec ses colliers d'or et ses drapés…
● Un elfe, avec ses oreilles pointues et ses yeux brillants.

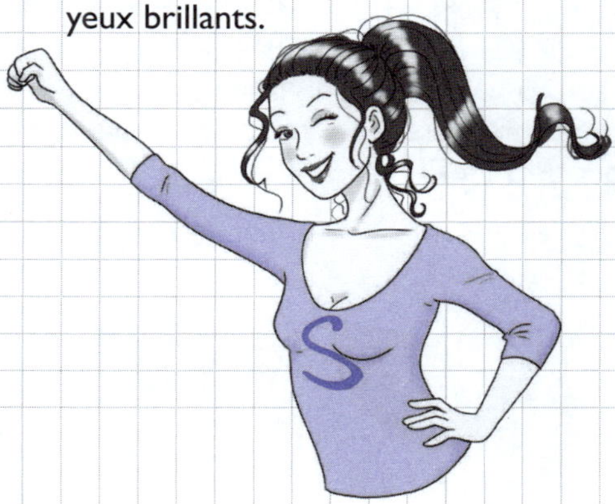

Quelles sont les motivations qui vous ont poussé à choisir votre métier ?

▲ La sécurité financière et les possibilités d'évolution.
■ Vous vouliez satisfaire vos parents, être fier de vous et épater vos amis.
● Votre objectif était de rendre votre quotidien agréable et de servir vos aspirations.

Pour la troisième fois lors d'une réunion, vous avez très envie d'aller aux toilettes…

▲ Vous vous retenez jusqu'à vous sentir mal.
■ Vous vous excusez platement, rouge de honte…
● Vous vous levez en souriant, en expliquant les bienfaits diurétiques de votre infusion aux queues de cerise…

Au bureau, vous ne partagez pas l'avis de vos collègues…

▲ Par peur du regard des autres, vous vous laissez convaincre.
■ Vous vous taisez et râlez intérieurement devant votre manque de capacités oratoires…
● Vous exposez tranquillement votre point de vue et vous enrichissez celui des autres.

Votre baguette préférée…

▲ La baguette du matin, craquante mais pas trop cuite.
■ La baguette d'un chef d'orchestre.
● Une baguette magique.

Faites les comptes !

▲	■	●
6	5	4

Vous avez une majorité de ▲ :

Vous êtes bon vivant, terrien et concret !

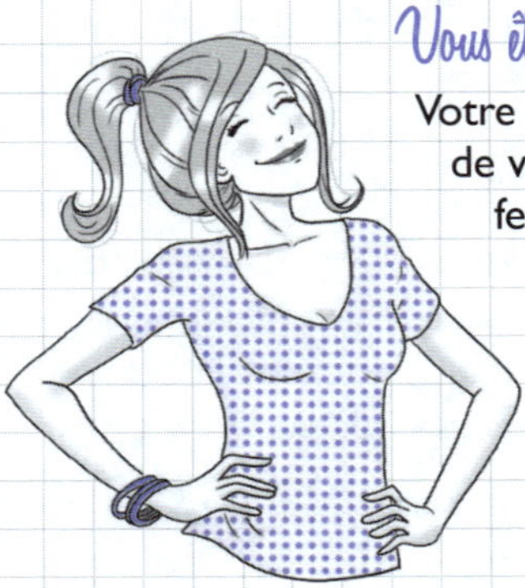

Votre recherche est axée sur le bien-être de votre corps physique et de votre mental, dans vos activités quotidiennes. Votre entourage vous ferait bien avaler un ballon de baudruche pour vous donner un peu de légèreté ! Alors oui, le yoga est fait pour vous ! Non seulement, il pourra accompagner votre désir de bien-être, de santé, de gestion du stress et d'esthétisme, mais il vous fera aussi découvrir des aspects de vous-même dont vous ne vous doutez même pas. Entrez dans cette pratique sans attendre, laissez votre cœur et votre esprit s'ouvrir, et l'inspiration jaillir ! Bienvenue sur votre tapis de yoga !

Vous avez une majorité de ■ :

Vous avez le coeur grand et l'âme d'un poète !

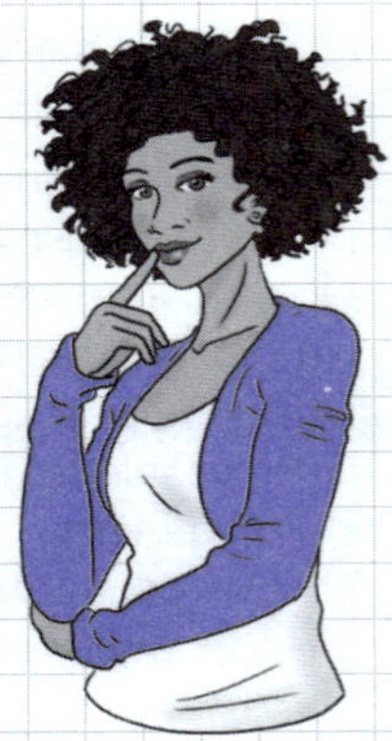

Vous cherchez à développer votre personnalité et vous cultivez une finesse d'analyse qui fait de vous une personne de bon conseil. D'ailleurs, votre entourage se passerait parfois bien de vos analyses, parce que vous tapez souvent dans le mille ! Attention aux dégâts collatéraux !
Alors oui, le yoga est fait pour vous ! En plus de vous servir de moyen d'exploration de vous-même, de vos mécanismes psychiques, cette pratique pourra vous aider à vous connecter à votre corps, à calmer votre mental et à accéder à des savoirs subtils. Installez-vous sur votre tapis, vous allez partir en voyage !

Vous avez une majorité de ● :

Vous avez des ailes dans le dos, et des racines plantées dans le ciel !

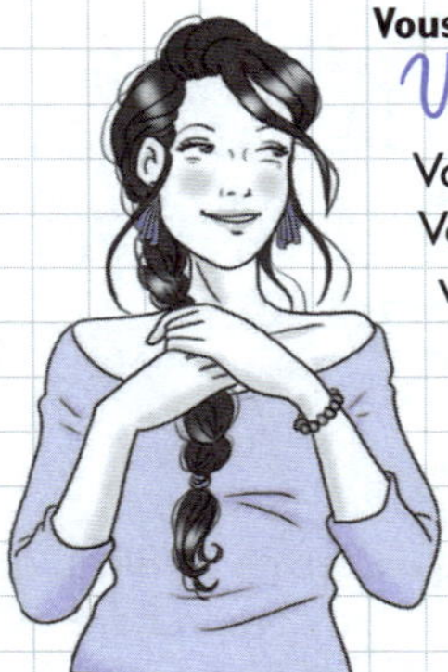

Votre recherche de spiritualité vous permet une lecture subtile de la vie. Vos amis vous mettraient bien parfois des cailloux dans les poches pour vous faire atterrir !
Alors oui, le yoga est fait pour vous ! En plus d'être un outil formidable pour aiguiser votre capacité de compréhension des signes et des coïncidences, la pratique du yoga vous aidera à réaliser vos projets et à habiter votre corps. Déroulez votre tapis, et laissez descendre la grâce dans vos actions quotidiennes !

Chapitre 1

Le yoga, c'est quoi ?

On parle beaucoup du yoga… Mais finalement, qu'est-ce que c'est ? Certains estiment que les postures de yoga sont parfaites pour faire de l'exercice et des étirements, quand d'autres en parlent comme d'une véritable philosophie, se mettent à chanter des mantras ou à manger végétarien… Et vous, qu'avez-vous compris du yoga ? Petit quiz pour faire le point…

Pour moi, le yoga, c'est :

- Une philosophie de vie
- Une solution aux flatulences et autres problèmes digestifs
- Un outil antistress
- Un chemin mystique
- Une gymnastique douce
- Une technique pour apprendre à respirer correctement
- Un bon plan pour être souple et musclé
- Un truc pour rester jeune et zen
- Une tradition spirituelle indienne
- Une pratique de chants répétitifs
- De la relaxation
- Des positions qu'il faut garder vachement longtemps sans bouger
- Une médecine préventive énergétique
- Des exercices pour ouvrir sa conscience
- Une bonne solution pour s'envoyer en l'air sans pétard ni pinard
- Des pratiques à deux, sexuelles ou non
- Des mouvements rapides et lents qui donnent l'impression de s'envoler
- Des techniques pour voyager sans bouger
- Des exercices pour se concentrer
- Un art de vivre qui englobe tout ce qui peut exister, de l'alimentation à la sexualité, de la médecine à l'habitat, des pensées aux actions

Le mot « yoga », tel qu'on l'utilise aujourd'hui, ne définit que les techniques susceptibles de nous faire toucher l'état d'union et de paix intérieure. Nous l'utiliserons ainsi dans cet ouvrage.

Alors, le yoga, quèsaco ?

Le yoga, c'est tout ça ! Et même plus encore, car plus on le pratique, plus on découvre de nouvelles possibilités ! Le yoga est comme une vaste demeure dans laquelle des milliers de portes nous réservent des milliers de surprises ! Le mot « yoga » est un terme sanskrit, qui signifie « union », « intégration » et « discipline ». Le mot lui-même nous invite à comprendre que la pratique intégrée à notre quotidien nous permet d'accéder à l'état de « yoga ». Car avant tout, le yoga est un état qui transforme sa façon de voir le monde. Mais quel est cet état ? Le yoga part du principe que nous sommes très influencés par notre éducation et la société dans laquelle nous évoluons. Le but des pratiques du yoga est de se « déconditionner » pour retrouver sa véritable nature et vivre le plus proche possible de sa vérité intérieure, en interaction avec son environnement.

Une discipline ancestrale et authentique

Depuis 5 000 ans, le yoga se transmet de maîtres à élèves sous différentes formes, les enseignants s'adaptant à leur époque et à leur auditoire.
Lorsqu'on utilise le corps comme support de travail, on pratique le hatha yoga. « Ha » signifie Soleil et « Tha », Lune. Dans le yoga, l'énergie solaire est une énergie d'action et de concrétisation, tandis que l'énergie lunaire correspond à l'intuition et à l'inspiration. Ainsi, le travail du hatha yoga vise à harmoniser ces deux aspects de notre être, afin que notre force d'action soit mise au service de nos convictions. Les exercices physiques, les purifications et la méditation font partie de la lignée du hatha yoga. Comme il s'agit de la pratique la plus connue en Occident, c'est de celle-ci dont nous traiterons dans ce cahier, mais il existe beaucoup d'autres formes ! Par exemple, l'étude des textes se nomme le *jnana yoga*, le fait d'offrir son temps en se mettant bénévolement au service d'un projet s'appelle le *karma yoga*, la dévotion à un maître ou à une divinité le *bhakti yoga*, les chants et paroles répétitives le *mantra yoga*, les pratiques à deux le *tantra yoga*, et lorsque le tantra devient sexuel, cela se nomme le « tantra rouge ». Grâce à ces différentes formes, l'art du yoga a traversé les siècles et les frontières. Et aujourd'hui, le yoga continue toujours d'évoluer !

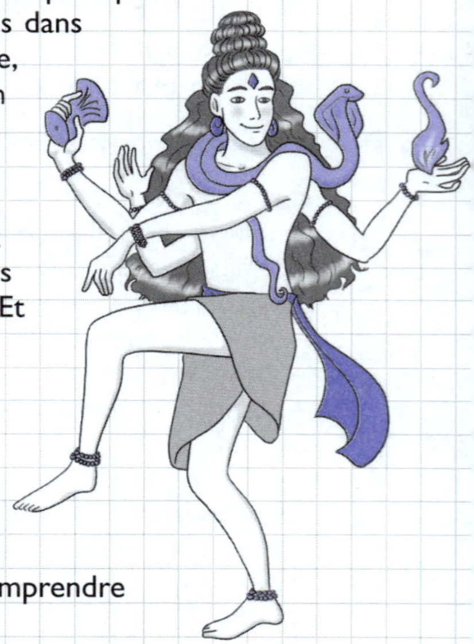

Une pratique pour tous

Le yoga n'a aucun caractère religieux, il concerne tous les êtres humains, sans distinction de couleur ou de classe sociale. Parfois, il fait référence aux divinités du panthéon hindou, mais il faut comprendre ces divinités comme des illustrations de sentiments et d'idéaux.
Par exemple, Shiva et Krisna sont très présents dans la tradition du yoga. Shiva représente l'énergie de la déconstruction nécessaire à la reconstruction. Le yoga étant une discipline de transformation, c'est cette énergie que l'on invoque à travers Shiva. Lorsqu'on s'adresse à Krisna, qui représente l'énergie de l'amour inconditionnel (comme peut l'être Jésus), c'est l'amour « sans condition ni attente » qui est invité en soi. Ces divinités sont donc des « symboles » qui nous permettent d'appeler ou de reconnaître des facultés psychiques en soi.

Les bienfaits du yoga

Les exercices du hatha yoga aident à rester stable, dans un état de calme intérieur. En pratiquant les exercices du yoga, on peut tout d'abord s'attendre à voir son corps se raffermir et s'assouplir… mais pas seulement ! On observe rapidement d'autres effets bénéfiques sur son humeur, sa vitalité et sa santé. En trois mots, avec le yoga, vous allez avoir la patate, la banane et une peau de pêche !

Grâce à l'accent mis sur le souffle, le yoga agit aussi sur le système nerveux, c'est donc un excellent outil pour remédier au stress, aux problèmes de concentration ou de sommeil.
Le yoga a ainsi la vertu de rendre zen ! Être zen, être sur le chemin du yoga, c'est travailler à affiner ses sens pour mieux comprendre ses besoins, être à l'écoute de ses sentiments et ainsi regarder le monde avec une compréhension nouvelle permettant d'être plus détaché de ses émotions.
Il est possible de vivre différemment en apprenant à prendre de la distance avec les événements. La position d'« observateur » permet parfois de réaliser que certains événements, jugés négatifs au premier abord, peuvent être utiles à l'évolution de notre conscience. Dans le yoga, on part du principe que le hasard n'existe pas et que tout ce qui arrive a un sens ! Pour accéder à cette sagesse, il est nécessaire de changer de point de vue sur les choses.

Qu'en disent aujourd'hui les scientifiques ?
Aujourd'hui, les médecins conseillent les techniques du yoga et de la méditation à leurs patients car beaucoup d'effets bénéfiques ont été observés, comme le soulagement de l'insomnie, la diminution de l'anxiété et de la dépression, la baisse de la consommation d'alcool et de cigarettes, ou encore la régularisation de l'hypertension. Les neuroscientifiques et les physiciens quantiques ont aussi constaté les effets du yoga sur le cerveau… Et la méditation est maintenant enseignée dans les prisons, les hôpitaux et les écoles !

Dans le yoga, l'intuition est un sens, comme celui du toucher ou de l'ouïe. Ainsi, en pratiquant le yoga, vous pourrez devenir plus sensible, intuitif et créatif.

Qu'est-ce que nous apprennent les anciens yogis ?

Les anciens yogis affirmaient que le projet fondamental du *yogi* (celui qui pratique le yoga) est la découverte de sa nature véritable.

Instant de méditation : à la rencontre de soi

Prenez un instant au calme et sentez l'intérieur de votre corps et toute la surface de votre peau. Imaginez qu'à l'intérieur de cette limite qu'est la peau vous êtes une goutte d'eau, puis imaginez l'océan devant vous. Plongez-y et tentez de ressentir qu'il n'y a plus de différence entre la goutte et l'océan, vous êtes devenu l'océan… Vous ne ressentez plus de limite entre vous et ce qui vous entoure !
C'est ce ressenti particulier que les yogis appellent l'unité.

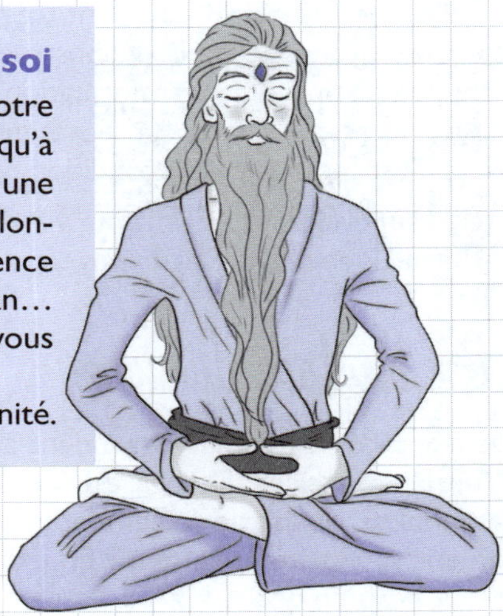

Les sutras de Patañjali

Dans la tradition du hatha yoga, parmi les textes fondateurs, on trouve les *Yoga Sutras de* Patanjali. Il y est suggéré qu'avant de commencer à pratiquer des postures ou des exercices de respiration, le yogi doit intégrer 10 principes fondamentaux.

1. Avoir l'intention de ne pas nuire, ni à soi-même ni aux autres.
2. Toujours dire la vérité, être sincère avec soi-même et avec les autres.

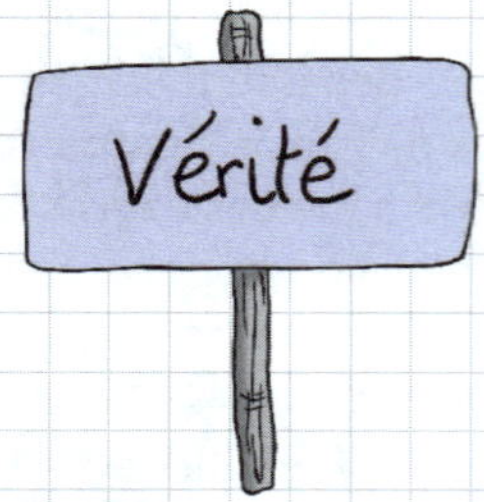

3. Cultiver une attitude autonome, c'est-à-dire éviter de « voler » des objets, du temps ou de l'attention aux autres.
4. Concentrer son énergie (notamment sexuelle) pour éviter toute dispersion et nourrir plus intensément ses projets de vie.

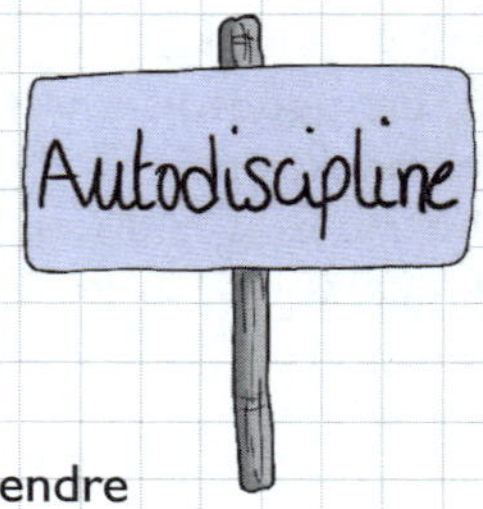

5. Apprendre à aller à l'essentiel à travers une sobriété (heureuse !).
6. Se « purifier » en entretenant son corps par des nettoyages internes et externes.
7. Se sentir satisfait de ce que la vie propose, en comprendre le sens et dire « oui » à ce qui se présente !
8. Développer l'autodiscipline, pour entraîner son potentiel mental et tenir bon face aux obstacles de la vie.

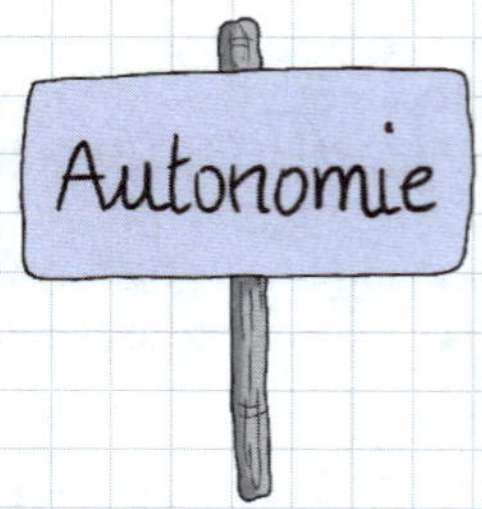

9. Rechercher la compréhension de la nature humaine, soit par l'étude de textes sacrés, soit par le travail sur soi, et acquérir ainsi plus de sagesse !
10. Se dévouer au « divin ». Dans le yoga, le divin n'est pas séparé de l'humain, il est même considéré comme l'essence de toute chose. Cette dernière étape propose d'étudier les fonctionnements du principe supérieur qui régit toute vie et de s'y associer pleinement (il s'agit souvent de bon sens !).

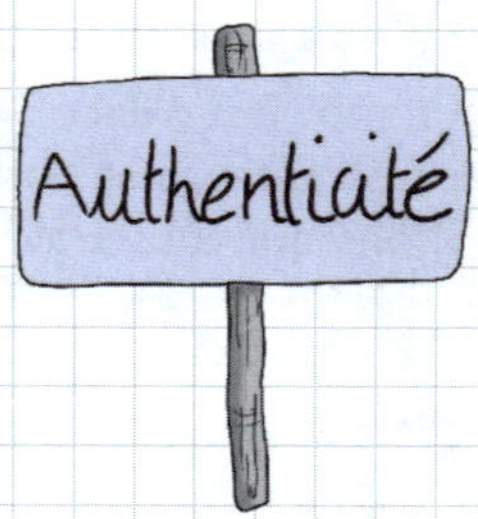

L'énergie, les chakras, les nadis, comment ça marche ?

L'énergie, appelée « **prana** » dans le yoga, est l'électricité contenue dans l'air, elle imprègne tout ce qui est vivant : les mammifères l'absorbent en respirant, et les végétaux la transforment par la photosynthèse. Le prana circule dans notre corps grâce à un réseau de 72 000 canaux appelés les « **nadis** ». Ils partent en arborescence depuis notre colonne centrale « sushumna », et dépassent largement les limites du corps physique. Deux canaux principaux, « ida » et « pingala », s'entrecroisent en spirales le long de sushumna.

Lorsque ces nadis se croisent, ils produisent une concentration d'énergie, comme un carrefour, que l'on appelle « chakra » (« roue »). Les chakras reçoivent l'énergie, la concentrent et la diffusent, comme des petites usines de création, de transformation et de distribution ! Il y a en des dizaines, mais on en recense 7 principaux qui correspondent aux 7 glandes principales du système endocrinien. Dans l'imagerie indienne traditionnelle, le chakra est représenté par une fleur de lotus. Plus on monte le long de la colonne, plus le lotus possède de pétales. Chaque chakra a ses caractéristiques et correspond à une couleur, à un élément et à des fonctions physiques et émotionnelles précises.

Chaque personne a certains nadis et chakras plus ou moins développés et forts, ce qui crée des personnalités différentes. Puisque le yoga invite à prendre sa vie en main grâce à certains exercices, vous allez pouvoir jouer avec votre structure pour devenir plus patient, moins jaloux, ou plus créatif par exemple !

L'influence des chakras sur la santé du corps physique s'explique par le fait que l'énergie vibre à une fréquence plus élevée que la matière.

Les troubles de circulation dans les nadis, souvent dus à des désordres psychologiques, se traduisent par des troubles de la circulation dans le corps physique, entraînant des maladies.

Ces troubles peuvent créer soit le rétrécissement des chakras ou le ralentissement de leur vitesse de rotation, avec une baisse d'activité des organes, soit l'élargissement des chakras ou l'augmentation de leur vitesse de rotation, source de déséquilibres physiques et émotionnels.

Étape 1 : ressentez vos chakras !

Prenez d'abord un temps pour découvrir chaque chakra : posez les mains au niveau de chacun d'entre eux, l'un après l'autre, puis concentrez-vous pendant 2 minutes sur toutes les pensées, sensations et émotions qui vous traversent (l'impatience en fait aussi partie, tout comme les couleurs, les variations de température… ou même aucune sensation du tout !).

Explorez chaque chakra l'un après l'autre avant de découvrir les informations les concernant page suivante.

Il n'y a pas d'« erreur », nous sommes tous structurés différemment, et plus ou moins sensibles.

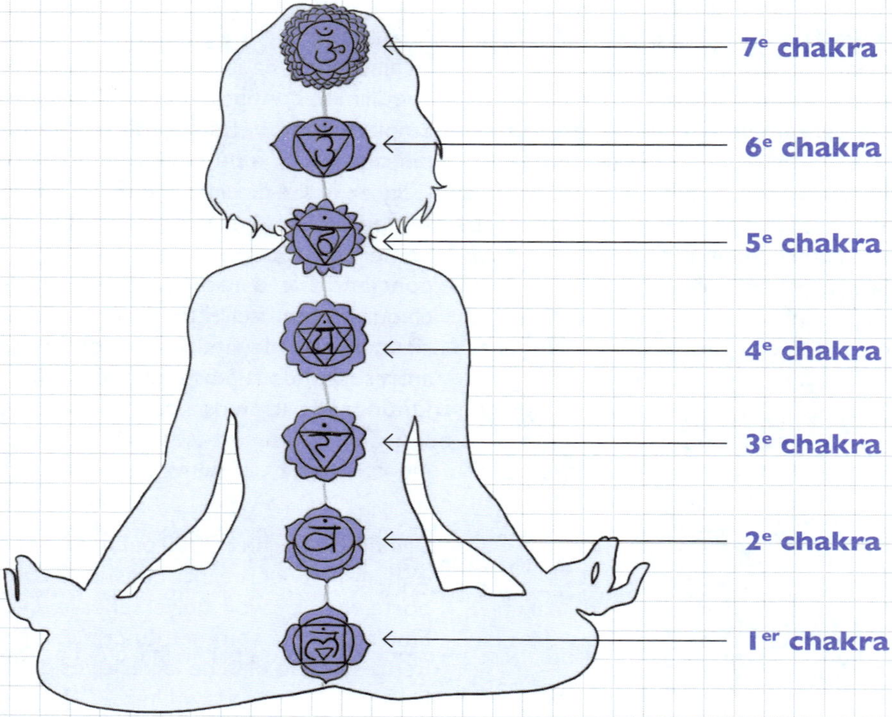

Étape 2 : les secrets des chakras

Le 1er chakra : muladhara chakra

Signification : « base ».

Emplacement : périnée et les 3 premières vertèbres.

Siège de notre énergie primordiale et de l'énergie sexuelle.

Centre des besoins vitaux : nourriture et abri. Désir de sécurité.

Rapport à la réalité, force d'action et de concrétisation.

Stabilité et solidarité avec la terre.

Émotions : attachement, possessivité, stabilité. Désir d'ancrage, confiance.

Le 2e chakra : svadhisthana chakra

Signification : « résidence de soi-même ».

Emplacement : organes génitaux et urinaires.

Siège de l'inspiration, de l'imagination, des mémoires de l'inconscient personnel et collectif.

Englobe les valeurs d'appartenance à une famille ou à une communauté.

Émotions : affection, douceur, créativité. Désir de procréation, instincts primitifs.

La purification de ce chakra permet à l'être humain de dépasser sa nature animale.

Le 3e chakra : manipura chakra

Signification : « la cité des joyaux ».
Emplacement : plexus solaire.
Siège de la capacité à assimiler et à transformer.
Supervise les conditions de la digestion.
Lieu du feu intérieur et de la vitalité.
Émotions : colère, peur, ego, fierté, combativité… Désir de longévité.

Le 4e chakra : anahata chakra

Signification : « non frappé », pulsion de l'univers.
Emplacement : creux de la poitrine.
Siège de l'amour inconditionnel.
Gouverne le cœur et les poumons.
Énergie qui circule dans les bras.
Émotions : amour et haine. Désir de partage.
Crée l'équilibre entre les 3 chakras d'en bas et les 3 chakras d'en haut.

Le 5e chakra : visshuddhi chakra

Signification : « pur ».
Emplacement : au niveau de la gorge.
Gouverne la sphère ORL et la santé de tous les organes.
Rapport à la parole et au silence. Désir de connaissance.
Passage de la purification de l'énergie, de la densité des chakras du bas vers la qualité subtile des derniers chakras.

Le 6e chakra : ajna chakra

Signification : « autorité, commandement, pouvoir illimité ». Appelé aussi « 3e œil ».
Emplacement : centre du cerveau, glande pinéale.
Concerne les facultés mentales, l'intelligence, la mémoire, la concentration.
Force de création de sa vie par la pensée, pont entre le corps physique et le plan psychique. Porte de l'intuition et du regard intérieur. Centre de la clairvoyance, télépathie et autres facultés supérieures.
Désir : réalisation du soi.

Le 7e chakra : sahasrara chakra

Signification : « aux 1 000 pétales », appelé aussi « shunya » (vide, néant), considéré comme une porte vers le savoir universel et le divin.
Emplacement : sommet du crâne, fontanelle.
Représente le plan de la vérité et de la réalité.
Désir : union avec le « Un ».

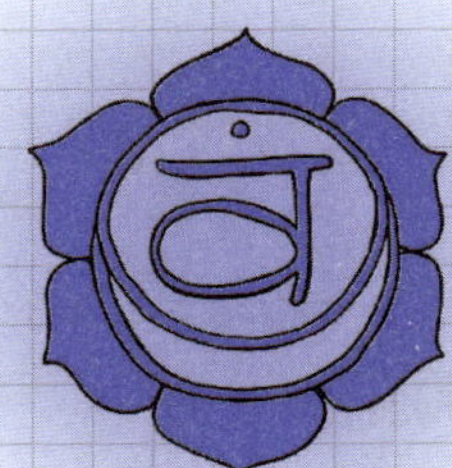

Étape 3 : dessinez vos nadis !

En tenant compte des informations présentées sur les chakras, dessinez sur l'illustration page précédente les liens qui entrent et sortent de chacun d'eux et reliez-les les uns aux autres, en songeant aux influences que cela peut entraîner.
Par exemple, lorsque l'énergie du chakra du cœur se relie au chakra racine, la capacité d'agir est nourrie par le cœur. Autre exemple : lorsque l'énergie du 2e chakra nourrit le chakra de la gorge, l'expression devient fluide et plus créative…

Le yoga aujourd'hui : pour qui, pour quoi ?

Le yoga est aujourd'hui accessible à tous ! Comme le yoga s'est toujours transmis oralement, et qu'il en est toujours ainsi, il existe des dizaines de formes de yoga différentes : pour tous les âges, tous les goûts et tous les moments de la vie ! Comment savoir laquelle vous correspond ? Pour le deviner, répondez aux questions suivantes !

Quel yoga me correspond ?

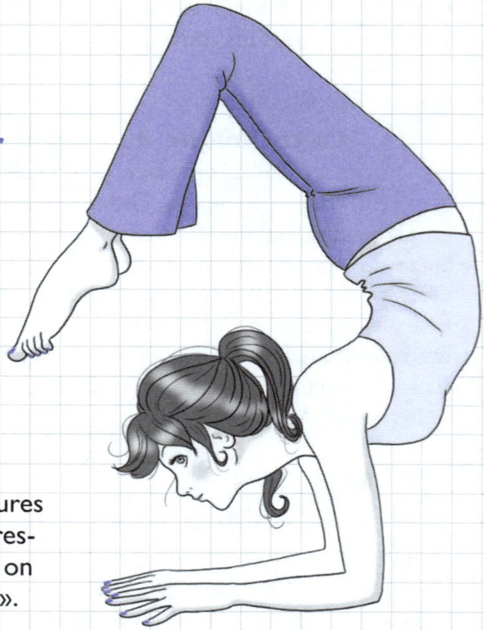

En pratiquant le yoga, vous chercheriez plutôt à…

Vous défouler en sortant du bureau pour éliminer le stress ?

→ **Le yoga ashtanga** est fait pour vous ! En alternant une série de mouvements enchaînés avec des pauses dans des postures statiques et une respiration augmentant la chaleur du corps, cette forme très athlétique de yoga vous garantit de transpirer !

Délier votre corps par des mouvements fluides ?

→ **Le yoga vinyasa** enchaîne les postures comme une danse, portée par le flux de la respiration. Il est tantôt tonique, tantôt doux, et on peut le trouver aussi sous le nom de « flow ».

Travailler sur tous les plans de votre être ?

→ **Le yoga intégral,** par son travail sur le corps et sur l'esprit, vise à intégrer la pratique du yoga dans la vie quotidienne. L'école la plus connue est celle de Sivananda.

Vous détendre en profondeur ?

→ **Le yoga yin** est une pratique basée sur la philosophie du tao et la médecine chinoise. On s'abandonne confortablement dans une posture au sol durant cinq minutes, pour une relaxation et une régénération en profondeur…

Vous assouplir et vous renforcer musculairement ?

→ **Le hatha yoga** propose d'harmoniser et d'associer la force et la souplesse dans des positions statiques.

Vous dépasser et accélérer l'ouverture de votre conscience ?

→ **Le kundhalini yoga** est une discipline récemment développée en Occident. Ses techniques exclusivement axées sur l'éveil de la conscience et la montée de l'énergie se révèlent très puissantes. Des mouvements et des respirations très dynamiques vous feront dépasser vos limites et ainsi révéler votre puissance dans vos activités de tous les jours ! C'est le yoga des guerriers !

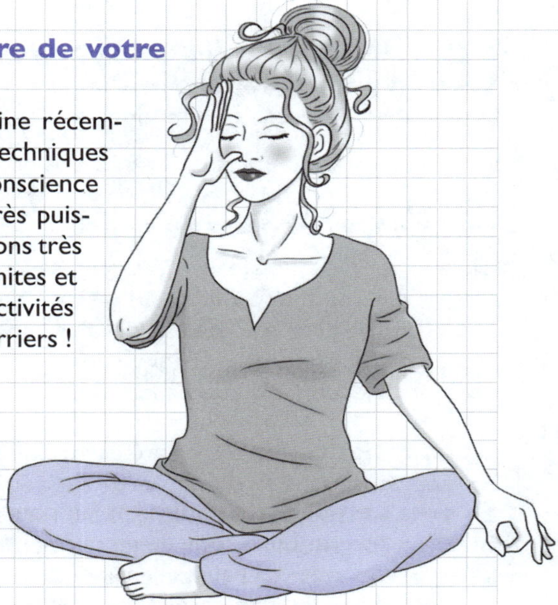

Vous soigner de vos maux ?

→ **La technique du yoga hyiengar** a été mise en place pour soigner les corps désalignés. Grâce à des sangles, des blocs et autres outils, ce yoga très rigoureux va vous remettre les idées en place et les yeux en face des trous !

Visiter les différentes strates de votre conscience et travailler sur votre projet de vie ?

→ **L'adi vajra shakti yoga,** développé par Dominique Lussan, est une pratique mêlant kundhalini yoga, hatha yoga et influences venues d'autres pratiques corporelles. Ce yoga est fait pour emmener l'élève dans des états de conscience modifiés afin d'explorer et de transformer sa vie.

→ Voler comme un oiseau sur les pieds d'un yogi ?

L'acro yoga ou partner yoga, fait fureur aujourd'hui parmi les jeunes yogis. Pour ceux qui cherchent le fun, le bien-être et les émotions fortes, tentez cette pratique à deux, entre acrobatie et massage !

→ Travailler sur vos déséquilibres hormonaux ?

Le **yoga des hormones,** mis au point par Dinah Rodrigues, est une technique thérapeutique visant à aider les femmes à faire face aux symptômes liés à un déséquilibre hormonal, ainsi qu'à la ménopause.

→ Vous fendre la poire ?

Essayez le **yoga du rire** ! Méthode récemment inventée par un médecin, elle vise à travailler sur le diaphragme, par la détente et le rire, pour rétablir l'équilibre du corps et du mental. C'est une pratique ludique et très joyeuse, accessible à tous !

Mettre vos bambins au yoga ?

Le yoga pour enfants ouvre les portes de la conscience du corps, l'exploration des sens, la capacité à observer ses émotions et à se concentrer !

Comment choisir son cours de yoga ?

Chaque jour, de nouvelles pratiques se créent et de nouvelles marques se déposent, qui restent plus ou moins fidèles à l'essence du yoga. Avant toute chose, le yoga est un support pour travailler sur soi, avec l'aide d'un enseignant. Privilégiez le rapport humain dans votre recherche ! Ensuite, dans chaque cours, vous devriez retrouver 3 points fondamentaux : l'éveil de la conscience, l'invitation à la relaxation et la respiration consciente.

La conscience est la capacité particulière que possède l'être humain à poser son attention sur une chose sans se laisser perturber par les fluctuations de ses pensées.
La relaxation représente le lâcher-prise intentionnel des tensions inutiles du corps, qui fatiguent l'organisme et empêchent la circulation naturelle de l'énergie. La relaxation, malgré les apparences, est une clé majeure de la santé !
La respiration consciente est utilisée dans le yoga comme support de l'attention. L'observation du souffle est une invitation à être présent à chaque instant.
Conscience, relaxation et respiration consciente sont les 3 piliers de la pratique du yoga ; sans ces trois éléments, les exercices physiques ne sont alors que de la gymnastique, et non des exercices yogiques !

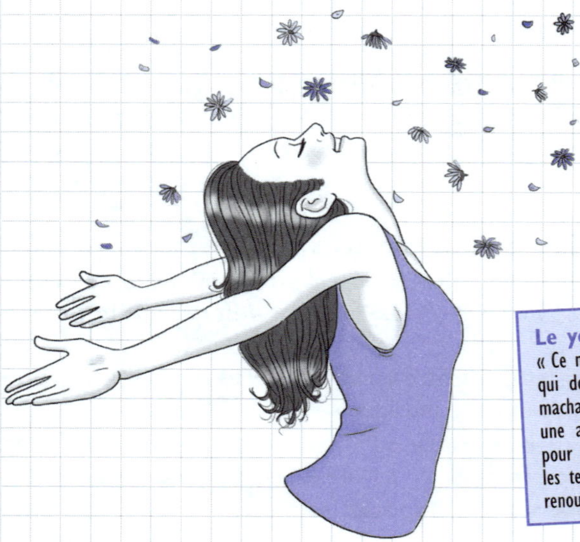

Consultez le carnet d'adresses, p. 79, pour aller plus loin !

Le yoga s'adapte aux spécificités de chacun

« Ce n'est pas la personne qui doit s'adapter au yoga, mais le yoga qui doit s'adapter à la personne », disait le professeur T. Krishnamacharya, fondateur du viniyoga. Ce n'est pas une pratique mais une attitude fondamentale à respecter dans toutes les pratiques : pour que la discipline porte ses fruits, il est indispensable de choisir les techniques appropriées, ce qui implique une attention sans cesse renouvelée, une écoute et une adaptation à tous les instants.

Chapitre 2

Ma pratique corporelle

En sanskrit, une posture de yoga se nomme un *asana*. Le mot *asana* est la racine du verbe « s'asseoir ». Un *asana* est donc, étymologiquement, « l'action de s'asseoir dans une position stable, physique et mentale ».

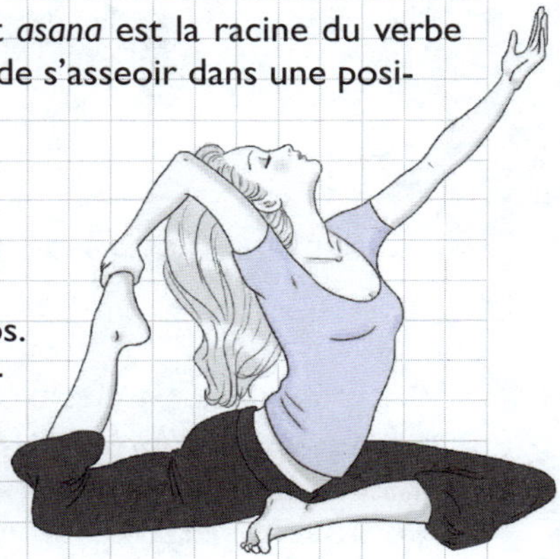

À quoi sert une posture de yoga ?

La recherche du **yoga postural** s'effectue en deux temps. D'une part, le fait de mettre le corps dans une position particulière stimule la circulation du prana dans certains nadis, entraînant de fait une modification des flux énergétiques dans la structure du pratiquant. C'est pour cette raison que l'on dit que bouger son corps délie aussi l'esprit !
Ensuite, dans les textes anciens, le yoga est défini comme un moyen de « calmer les fluctuations du mental ». Un mental stable permet à l'énergie d'être canalisée dans une direction choisie.
En pratiquant correctement une posture de yoga, statique, dynamique ou dansée, l'énergie prend la direction choisie. Puisque ce sont les mouvements du corps physique qui entraînent la mise en mouvement de l'énergie, les muscles, les articulations, les tendons, les organes sont activés, nettoyés, nourris, et dynamisés aussi… une posture de yoga n'est donc pas sans effet !

On dit que le développement extrême du yoga est la danse, car il arrive un moment où le mental est assez stable pour cesser de contrôler le corps et le laisser bouger tout seul. Dans ce cas, c'est l'énergie elle-même qui se met à guider les mouvements corporels spontanés. Par exemple, après un choc, sans réfléchir, on pose sa main sur l'endroit blessé. C'est un geste automatique. De la même façon, le corps entier pourrait se mettre en mouvement si on ne le retenait pas. Dans de nombreuses traditions, les rituels de transe invitent par la musique, le chant ou la danse à entrer dans cet état pour laisser notre « médecin intérieur » agir, sans que nos pensées interviennent, en faisant confiance aux processus naturels de régénération et de guérison. Puisque, sur le plan physique, les postures de yoga sont efficaces pour le maintien de la santé, elles peuvent donc aussi être utilisées à des fins thérapeutiques !

Les postures sont désignées sous différents noms en fonction des écoles de yoga. Dans cet ouvrage, les noms sanskrits utilisés correspondent à l'enseignement de la Bihar School of Yoga et aux ouvrages de Swami Satyananda Saraswati.

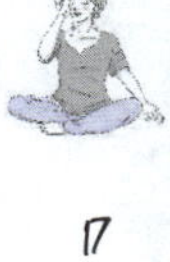

Premier secret : je trouve la bonne position de mon bassin

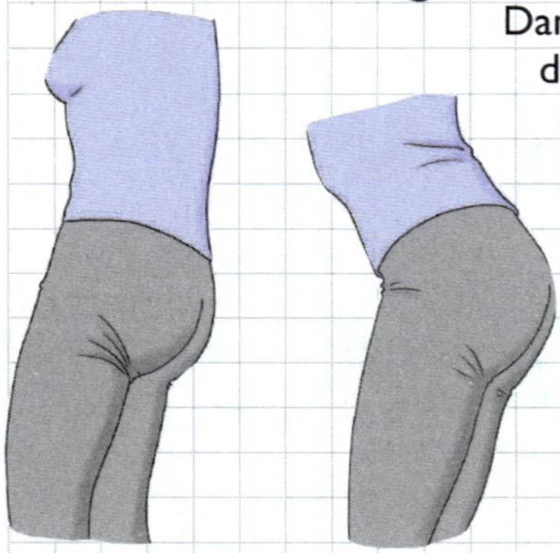

Antéversion Rétroversion

Dans le yoga, le berceau de notre énergie vitale se situe à la base de la colonne vertébrale. Dans l'imagerie traditionnelle, elle est représentée par un serpent enroulé sur lui-même au fond du bassin. La pratique du yoga étant de faire monter l'énergie le long des chakras vers le sommet du crâne, le bon placement du bassin permet à l'énergie de circuler aisément.

Pour identifier une position correcte du bassin, lorsque vous pratiquez le yoga ou êtes assis à votre bureau ou dans votre voiture, faite en sorte que votre bassin bascule librement d'avant en arrière et que le bas de votre dos reste droit, ni trop cambré vers l'arrière ni trop enroulé vers l'avant…

En bref : les positions du bassin adoptées lors des postures

Le bassin antéversé est typique de la position du cow-boy : pubis vers le nombril, bassin basculé vers l'avant.

Le bassin rétroversé est celui de la danseuse du Lido : bas de la colonne cambré, bassin basculé vers l'arrière.

Deuxième secret : j'apprends à bien respirer

Une respiration ample et profonde assure une bonne santé, alors que le stress, les émotions, les mauvaises positions maintenues longtemps altèrent la qualité de la respiration. Certaines personnes, en se tenant voûtées vers l'avant, diminuent l'amplitude de leur cage thoracique, quand d'autres, très stressées, respirent de façon saccadée… sans parler des fumeurs ! Tout cela influe sur l'oxygénation des cellules et sur la santé générale de l'organisme.

Sauf indication contraire, la respiration dans le yoga se pratique par le nez. En passant par les narines, l'air nourrit de prana ida et pingala, les deux nadis principaux enroulés autour de la colonne qui se terminent dans les narines. Si vous avez le nez bouché, vous éviterez de pratiquer les exercices respiratoires.

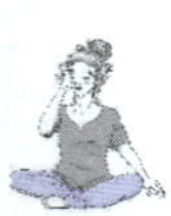

Comment respirer dans une posture de yoga ?

L'art de la respiration, appelé « pranayama » dans le yoga, est une pratique sensible et très puissante. Il faut parfois du temps pour comprendre et réaliser certains exercices, surtout si vous les pratiquez sans professeur.

Dans le cas où les respirations provoquent chez vous des étourdissements, cessez-les ! Il est important de toujours rester dans votre zone de confort et de respecter vos sensations.

La respiration complète

Dans le yoga, on parle de trois étages respiratoires : au niveau du ventre, de la cage thoracique et des clavicules. La respiration complète vise à engager tous ces étages pour remplir tous les lobes pulmonaires et nourrir au maximum le sang de prana.

Comment faire ?

Pour réaliser cette respiration, allongez-vous sur le sol ou asseyez-vous confortablement.
Posez une main sur le ventre, l'autre au creux de la poitrine.
Dans un premier temps, respirez en ne gonflant que le ventre. Seule la main posée sur le ventre bouge : c'est la respiration abdominale.
Ensuite, respirez en ne faisant bouger que la main du haut : c'est la respiration thoracique.
Enfin, posez une main entre les clavicules et faites-la bouger en respirant : c'est la respiration claviculaire.
Pour effectuer la respiration complète, enchaînez ces trois respirations : gonflez le ventre, la cage thoracique puis les clavicules en inspirant, et expirez sans contrôler vos mouvements.

Quand pratiquer ?

Cette respiration est très apaisante, utilisez-la dès que vous y pensez !

La respiration du feu

Cette technique est particulièrement utilisée dans le kundhalini yoga. C'est une respiration purifiante et énergisante, qui nettoie et nourrit les nadis, ainsi stimulés.

Comment faire ?

On illustre souvent cette technique par l'image du « chien haletant ». L'inspiration et l'expiration sont toniques et de même durée. Le rythme peut varier, mais on commence généralement en respirant rapidement, 2 ou 3 inspirations et expirations par seconde. Explorez cette technique sans forcer, dans une position assise confortable, avant de vous exercer sur le tapis.

Parfois, lorsque le mental est agité, cette respiration peut provoquer des étourdissements. Dans ce cas, cessez l'exercice, détendez-vous et réessayez ensuite !

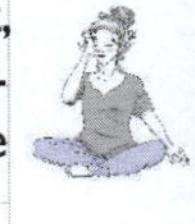

Quand pratiquer ?

On fait cette respiration lors de certaines postures, lorsque c'est indiqué, qu'on enchaîne avec le satkryia.

Le satkryia

Lorsqu'on pratique la respiration du feu pendant une posture, la circulation de l'énergie est activée et accélérée dans les nadis. Afin de « se rassembler » et de diriger l'énergie après l'exercice, on peut pratiquer le « satkryia ».

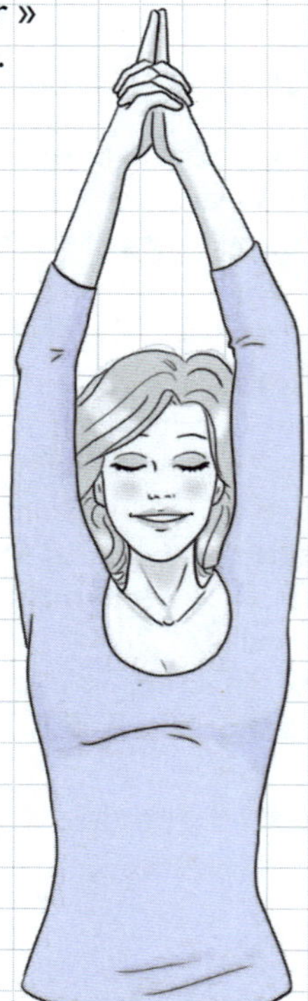

Comment faire ?

Avant de commencer, choisissez une intention vers laquelle diriger l'énergie que vous aurez créée : cela peut être une intention pour la terre, pour un être proche ou quelque chose d'important à mettre en place dans votre vie.
Si vous utilisez une phrase, choisissez des termes positifs, sans recourir à la négation (« je suis en pleine santé » plutôt que « je ne suis plus malade »). Pensez à un état plutôt qu'à une manifestation matérielle (« je me sens vivre dans l'abondance » plutôt que « j'ai beaucoup d'argent ») et essayez de créer la sensation de cet état en vous.
Cette technique consiste à joindre les mains et à entrelacer les doigts en laissant les deux index joints tendus. Généralement, on étire les bras au-dessus de la tête, les index pointés vers le haut, comme une flèche érigée vers le ciel.
En montant les bras au-dessus de la tête, inspirez et gardez les poumons pleins, serrez les muscles du plancher pelvien (comme si vous vous reteniez d'aller aux toilettes), louchez en regardant entre vos sourcils et pensez à votre intention.
Expirez en gardant la position.
Pratiquez 3 fois le satkryia avant de relâcher la posture.

Quand pratiquer ?

Après la respiration du feu, dans toutes les postures dynamiques ou non, à tout moment (et même sans les bras, dans les transports en commun !).
En dehors des postures, le satkryia peut être pratiqué une minute avec la respiration du feu, en position assise, les bras étirés au-dessus de la tête.

Pour installer un nouvel état dans votre vie, vous pouvez faire une minute de respiration du feu les bras étirés vers le ciel (comme pour le satkryia), puis le satkryia, tous les matins pendant 3 mois.

Comment calmer mes émotions et stimuler ma vitalité ?

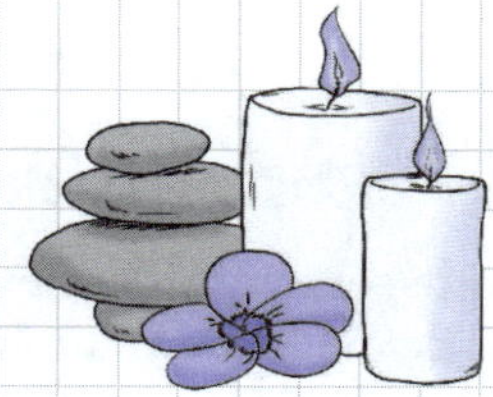

La respiration terre-ciel-terre

Cette respiration relie à l'énergie de la terre, donc la capacité à agir, ainsi qu'à l'énergie du ciel, la capacité à se laisser inspirer… Selon les jours et les personnes, une respiration est plus évidente que l'autre. Cela diffère selon la personnalité et les penchants du moment.

Comment faire ?

On peut réaliser cette respiration dans n'importe quelle position. Commencez debout, le dos droit. Dans cet exercice le corps reste immobile, mais l'attention se déplace cinq fois, du bas vers le haut en inspirant, et du haut vers le bas en expirant, puis cinq fois en sens inverse.
Vous pouvez partir de la plante des pieds vers le sommet du crâne, ou du centre de la terre jusqu'au centre de l'univers.

Quand pratiquer ?

Vous pouvez faire cet exercice avant de commencer votre séance de yoga, le matin en vous levant ou à tout moment de la journée lorsque vous sentez que vous vous éparpillez !

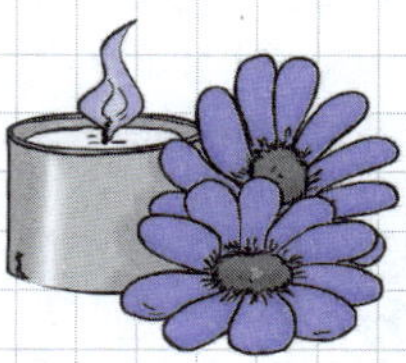

La respiration carrée

Cette respiration est une technique de stabilisation. De par sa structure équilibrée et symétrique, elle calme rapidement l'activité cérébrale. Elle structure celui qui la pratique et renforce son ancrage. Elle permet aussi le détachement.

Comment faire ?

Dans une position assise confortable, inspirez en comptant quatre temps, retenez votre souffle quatre temps, expirez sur quatre temps et retenez à vide sur quatre temps.
Recommencez sans interruption jusqu'à ce que cela soit confortable.
Ensuite passez à cinq temps, puis à six, puis à sept. L'idéal serait de pouvoir faire sept cycles en comptant sept temps.
Pour finir l'exercice, cessez les comptes après la rétention d'air à vide, revenez à une respiration naturelle et observez sur vous les effets de l'exercice.

Quand pratiquer ?

Vous pouvez faire cet exercice à tout moment pour retrouver le calme intérieur !

Petite astuce : vous pouvez enregistrer au préalable votre voix pour vous guider dans le comptage des temps (« j'inspire 1, 2, 3, 4, je retiens 1, 2, 3, 4, j'expire 1, 2, 3, 4… ») afin d'être plus présent à vos sensations !

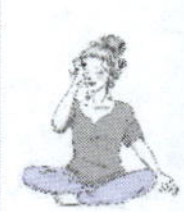

La respiration alternée nadi shodhana

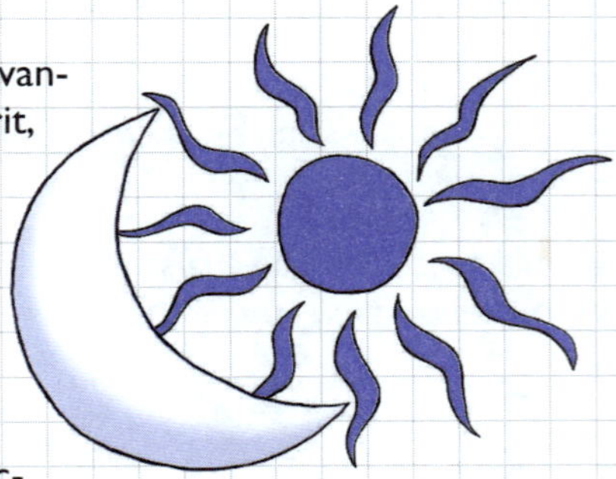

Cette respiration est un exercice préliminaire aux exercices avancés de méditation, elle induit le calme et la tranquillité de l'esprit, et permet aussi une bonne oxygénation du sang.

Ida et pingala se terminant dans les narines, on peut les stimuler par la respiration.

- **Ida est le nadi de l'énergie lunaire**, de nature féminine, qui se trouve du côté gauche du corps. Il ouvre les portes de la détente, de l'introspection et de la créativité lorsqu'il est stimulé.
- **Pingala, sur le côté droit, est le nadi solaire**, de nature masculine, qui active les forces d'action, de diffusion et de rayonnement. La respiration alternée permet d'équilibrer ces forces en nous.

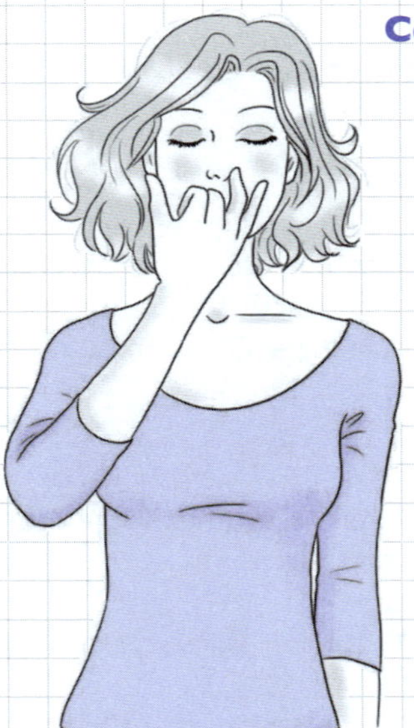

Comment faire ?

Le principe est d'alterner la respiration entre les narines droite et gauche.

Installez-vous dans une position confortable, le dos droit.

Placez le bout de l'index et du majeur sur la partie charnue du pouce, comme indiqué sur le schéma, afin d'utiliser le pouce et l'annulaire pour boucher les narines.

Gardez bien le visage de face en ramenant votre main vers le nez, et non le contraire ! Ne tournez pas la tête et ne la laissez pas tomber vers l'avant. Si votre bras fatigue, changez-en !

Inspirez par la narine gauche sans modifier votre rythme respiratoire en bouchant celle de droite, puis expirez par la narine droite en bouchant la gauche. Inspirez ensuite par la narine droite en bouchant la narine gauche, puis expirez à gauche en bouchant la narine droite.

Pratiquez cet exercice avec légèreté et sans faire de bruit, 5 minutes au quotidien pendant 15 jours, puis 10 minutes pendant 15 jours. Passez ensuite à 15 minutes pendant 15 jours, puis 20 minutes ou plus, si cela vous est agréable !

Ne passez d'une étape à l'autre que lorsque l'exercice est plaisant à faire pour vous.

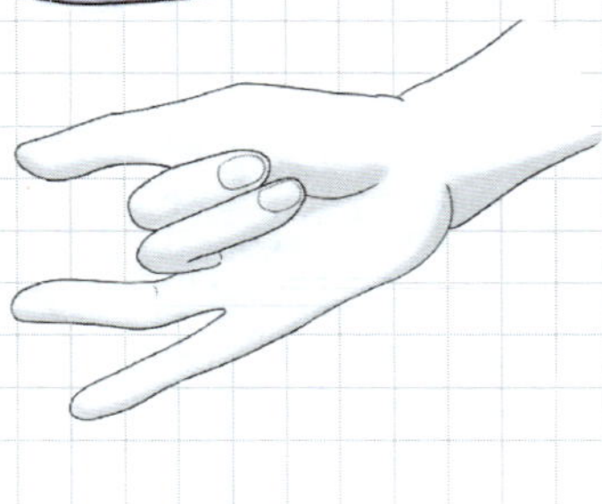

Dès que vous vous sentez à l'aise dans les cycles respiratoires, servez-vous de la respiration comme d'un support.

En inspirant à droite, pensez : « J'inspire la force, l'énergie et la lumière dans tout mon côté droit. »

En expirant à gauche, pensez : « J'expire l'inertie, l'introversion et tout ce qui me pèse. »

En inspirant à gauche, pensez : « J'inspire la paix, la douceur et le calme, dans tout mon côté gauche. »

En expirant à droite, pensez : « J'expire la colère, l'agitation, les mauvaises pensées et tout ce qui me pèse. »

Si vous souhaitez stimuler votre force d'action, avant une réunion importante où vous devez vous affirmer par exemple, faites l'exercice en inspirant seulement à droite et en expirant seulement à gauche. Et si vous souhaitez appeler le sommeil ou la douceur, faites l'inverse !

Vous pourrez aussi visualiser une lumière rouge qui entre en vous par la narine droite, une lumière violette qui entre en vous par la narine gauche et une fumée noire chargée de cendres (image de ce dont vous n'avez plus besoin) sortir de vous, en expirant, pour retourner à la terre et lui servir de « compost ».

Quand pratiquer ?

Après les postures et avant la relaxation ou la méditation, dans une pièce bien aérée.

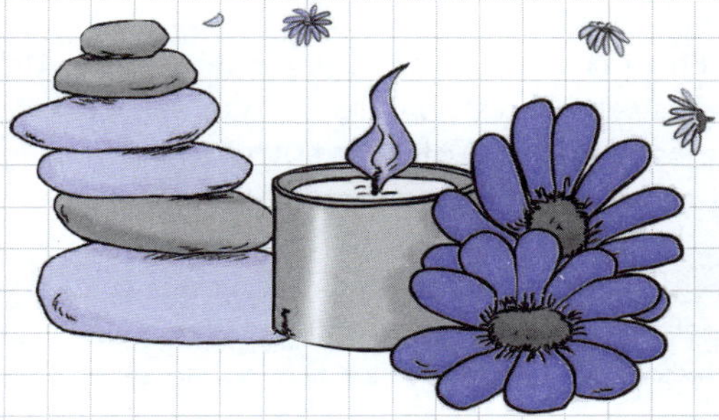

Mon programme de yoga pour débuter

Des postures pour la santé du corps et de l'esprit

Le fait de mettre les articulations en mouvement, d'étirer les muscles et les tendons, de masser les viscères et de faire travailler le cœur, garantit la bonne santé du corps, grâce à la bonne oxygénation des cellules et la stimulation des voies d'élimination des toxines. Ainsi, sans stagnation, pas de maladie ! Lorsque le corps est en bonne santé, en général, on a plus de chance de se sentir bien dans sa peau… Un adage oriental dit : « Entretiens ton corps pour que ton âme ait envie d'y rester ! » Une fois le corps délié, purifié, renforcé et libéré, l'énergie circule et rend le psychisme à la fois fort et souple, capable d'endurer les difficultés et les peines, et plus apte à la concentration et aux prises de décision. L'état naturel du mental est la joie. Un mental en bonne santé est profondément joyeux. Avec un corps libre et tonique, et un mental stable, fort et joyeux, vous avez les conditions idéales pour traverser votre existence avec justesse, confiance et sagesse.

Quelques conseils pratiques pour commencer

Si votre corps n'est pas habitué au mouvement, vous commencerez doucement et prudemment. En cas de doute, consultez votre médecin traitant.

Combien de temps pratiquer ?

Pour les grands débutants

Si vous n'avez aucune activité physique régulière, ou si vous êtes en rémission après une maladie, sous traitement médicamenteux, ou encore si vous avez une santé délicate ou si vous vous sentez très fatigué ou dépressif, commencez doucement par des sessions courtes : entre 10 et 15 minutes de 3 à 4 fois par semaine, avant la relaxation, dans un premier temps.

Privilégiez la régularité à la quantité ! Préférez une pratique quotidienne de 10 minutes plutôt qu'une heure un week-end sur deux !

Et ensuite…

Dès que vous vous en sentez capable, passez à une petite séance de yoga (10 à 15 minutes) par jour. Puis, lorsque cela vous semble possible, insérez des séances de 20 à 30 minutes, 4 ou 5 fois par semaine, en gardant les séances courtes les autres jours. Lorsque votre condition physique est bonne, et que vous avez le temps, prévoyez une heure de mouvements par jour.

Sachez repérer les jeux du mental qui trouvent toujours une bonne excuse pour « ne pas dérouler son tapis de yoga ». En général, c'est le premier pas qui compte : une fois sur le tapis, vous n'aurez plus envie de vous arrêter !

Après votre séance de yoga, aussi courte soit-elle, ménagez-vous au moins 5 minutes de relaxation, allongé sur le sol, immobile, et observez l'empreinte qu'a laissée votre pratique sur vous.

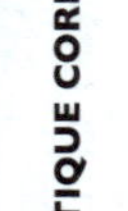

Engagez-vous !

Prenez un crayon à papier et mettez par écrit votre programme de yoga !

***Aujourd'hui (notez la date !) :* ....**

Je m'engage à pratiquer au moins* .... *minutes de yoga,* .... *fois par semaine.

***Et ce, jusqu'au* ....**

Soyez le plus objectif possible pour pouvoir respecter vos engagements ! Mieux vaut faire le double que la moitié de ce que vous avez prévu, ce sera plus satisfaisant ! À la date indiquée, gommez votre engagement et prenez-en un nouveau !

Où pratiquer ?

Le yoga se pratique traditionnellement à jeun, le matin, au lever du jour, face au soleil qui se lève, dans une pièce aérée et rangée. L'expérience vous confirmera que, lorsque vous pratiquez à jeun ou avec le ventre léger, vos sens sont plus alertes et les effets du yoga bien meilleurs !

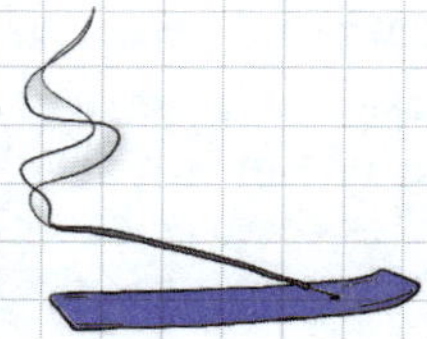

Comment pratiquer ?

Mettez des vêtements très confortables, idéalement en coton ou taillés dans le tissu le plus naturel possible.

Placez sur le sol un tapis, une serviette ou un tissu pour délimiter l'espace, protéger vos genoux et éviter de glisser. Les tapis de yoga de bonne qualité sont antidérapants et ne se déforment pas. Choisissez un tapis en matériau naturel si possible !

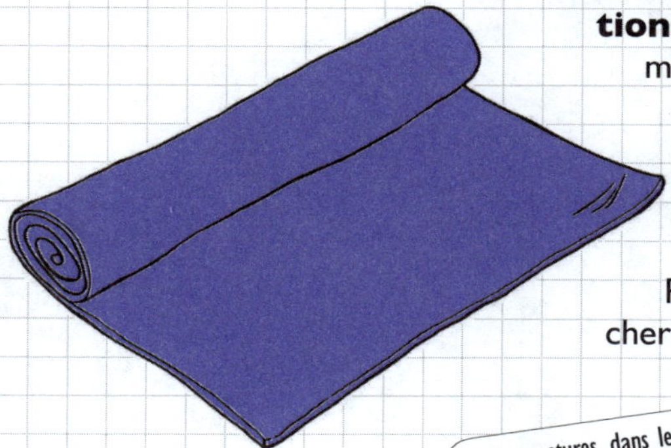

Lors des enchaînements, soignez les transitions ! Dans votre pratique de yoga, cherchez à mettre de la conscience et de la fluidité dans tous vos mouvements. Mettez de la grâce dans vos gestes entre les exercices, et la grâce s'installera dans votre vie !

Et souvenez-vous que la première règle de Patanjali est la **non-nuisance** : inutile de chercher à explorer l'inconfort !

Les postures, dans lesquelles on retrouve la respiration du feu, sont aussi praticables avec une respiration complète, lente et profonde, si vous souhaitez vous détendre.

3 enchaînements pour délier votre corps

Afin d'échauffer tous vos muscles, délier vos articulations et faire circuler les fluides et l'énergie dans votre corps, pratiquez ces 3 exercices, à la suite, en respirant consciemment !

Comme un serpent : pada hastanasana

L'étirement de la colonne et la tonicité des jambes

Cette forme dynamique active la circulation de l'énergie et du sang dans tout le corps, elle facilite l'élimination des graisses, des toxines, des gaz et de la constipation. L'accélération des fluides sanguins régénère le cerveau et stimule ainsi tout le métabolisme.

Comment faire ?

Position de départ : mettez-vous debout, les pieds écartés de la largeur du bassin, une main sur le bas du ventre, l'autre sur le bas du dos.
Faites basculer le bassin d'avant en arrière en sentant vos mains bouger. Commencez par des petits mouvements, puis amplifiez-les au fur et à mesure.
Laissez le mouvement se répercuter dans toute la colonne vertébrale, les bras s'allonger, jusqu'à ce que votre corps se mette en étirement, les bras au-dessus de la tête, le bassin rétroversé. Puis positionnez le bassin en antéversion et baissez le nombril, la poitrine, puis les épaules et la tête jusqu'à ce que le ventre touche les cuisses, les genoux pliés et la tête relâchée. Le bas du dos reste légèrement cambré.
La rétroversion du bassin relève le buste en déroulant le dos, vertèbre après vertèbre.
Comme un serpent, laissez le mouvement fluide suivre l'impulsion de la bascule du bassin.
Faites la respiration du feu : inspirez d'abord en redressant le buste et expirez en le redescendant. Vous pourrez aussi inverser cette respiration : inspirez en abaissant le buste et expirez en le redressant. Testez la différence d'une respiration à l'autre !
Commencez par un rythme naturel et sans contrainte. Si vous vous sentez à l'aise, tentez d'accélérer le rythme. Avec un peu d'entraînement, on peut pratiquer cet exercice de façon très rapide !
Répétez le mouvement 21 fois de suite.
Pour finir, faites le satkryia 3 fois de suite en position debout, les bras étirés vers le ciel, puis 3 fois de suite le buste abaissé, les mains pointées vers la terre.

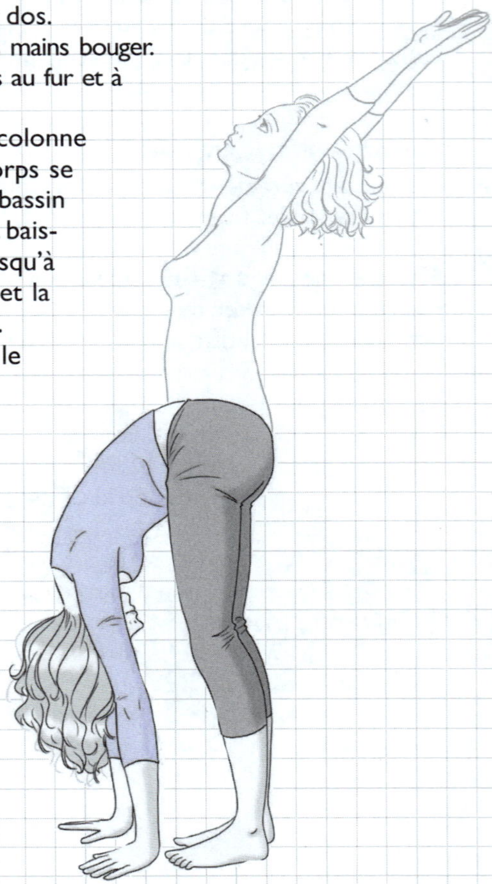

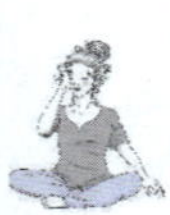

Quand pratiquer ?

Plutôt le matin à jeun, ou bien en tout début de séance, pour commencer la journée après une respiration terre-ciel-terre.

Comme une spirale : kati chakrasana (variante)

Torsion dynamique pour libérer les tensions dans le dos

Les postures de torsion permettent de mieux traverser les situations compliquées. Cet exercice renforce aussi la taille, le dos et les hanches, il détend les raideurs vertébrales et fait une taille de guêpe !

Comment faire ?

Position de départ : debout, les bras le long du corps, le bassin en position neutre, les pieds écartés d'un mètre. Vous pourrez enchaîner les 4 positions sans sortir de la dynamique du mouvement.

En gardant le bassin de face et la colonne droite, comme un axe entre le ciel et la terre, faites un mouvement d'épaule pour engager le buste en rotation. Les bras sont libres et suivent le mouvement. Claquez vos mains sur votre dos afin d'activer la circulation d'énergie au niveau des reins. Répétez 12 fois le mouvement.

Placez ensuite les mains sur les épaules, les coudes à hauteur des épaules : c'est le mouvement de rotation des coudes qui entraîne le buste.

Répétez 12 fois le mouvement de torsion de chaque côté.

Entrelacez les doigts et posez les mains sur la tête, ouvrez bien les coudes. Les épaules et les coudes entraînent le buste dans la torsion. Continuez les mouvements de rotation 12 fois.

Mettez les mains en position du satkryia, les bras tendus au-dessus de la tête, les doigts entrelacés et les index tendus et joints vers le ciel, puis exécutez 12 torsions (la tête pouvant rester de face afin de ne pas perdre l'équilibre).

Effectuez la respiration du feu, en inspirant à gauche et en expirant à droite.

Pour finir, faites le satkryia les bras étirés au-dessus de la tête.

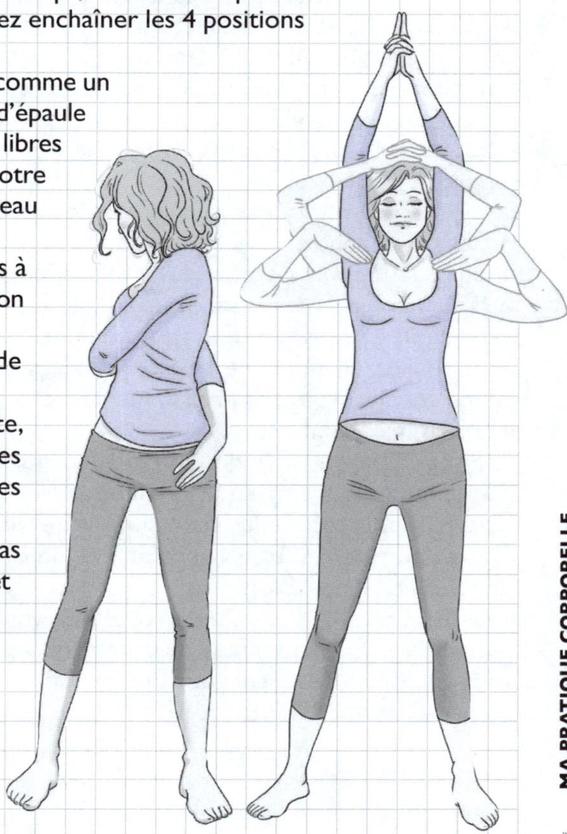

Quand pratiquer ?

Plutôt le matin à jeun, en tout début de séance après l'exercice « Comme un serpent » lorsque vous avez besoin de vous délier le dos, ou avant le repas pour stimuler la digestion.

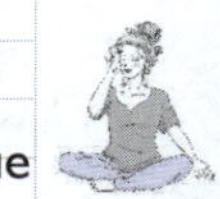

Comme une grenouille : l'envol de namaskara

L'ouverture et la stabilité du bassin

Cet exercice fait travailler quasiment tout le corps. D'abord, il est exigeant pour les chevilles, les genoux et les hanches. Il stimule les organes internes, ouvre le bassin et augmente la tonicité des jambes, du dos et des épaules. Il est à la fois proche du sol à travers la position accroupie, donc très stable, et très aérien grâce au déploiement des bras, comme les ailes d'un oiseau. Il engage la colonne vertébrale dans tous les axes de l'espace.

Comment faire ?

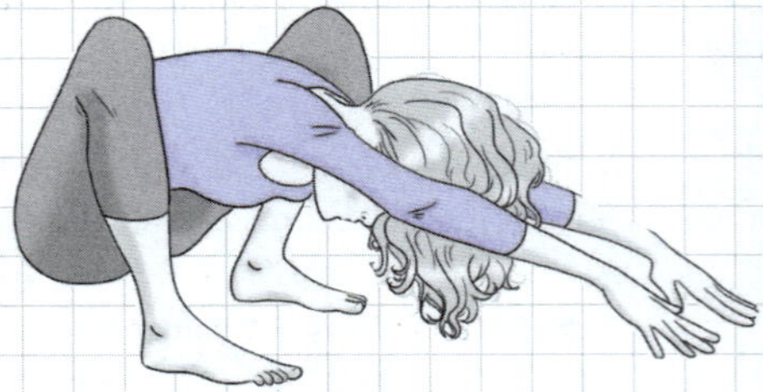

Position de départ : accroupi, les pieds écartés de la largeur des épaules. Si vos talons ne touchent pas le sol, restez sur la pointe des pieds, ou installez un support sous vos talons pour être en équilibre et dans une position confortable. Vos mains sont posées au sol, les doigts se faisant face, comme une grenouille !

Inspirez en levant le bras droit vers le ciel, expirez en le ramenant au centre.

Inspirez en levant le bras gauche vers le ciel, expirez en le ramenant au centre.

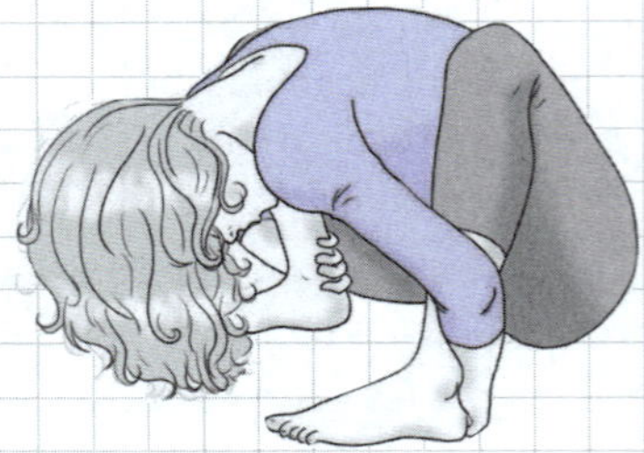

Inspirez en étirant les bras devant vous, étirez le sacrum vers l'arrière, le bassin antéversé.

Expirez en enroulant le dos au maximum, comme si vous vous rouliez en boule, le bassin rétroversé. Attrapez les talons avec les mains, rentrez le menton et videz vos poumons au maximum.

Inspirez en déroulant le dos, placez les coudes à l'intérieur des genoux, les mains en prière, le dos le plus droit possible, puis poussez sur les genoux pour ouvrir le bassin.

Expirez en revenant dans la position de départ.

Répétez l'exercice 5 fois.

Pour finir, asseyez-vous sur le sol, déliez vos jambes, puis allongez-vous un instant et savourez vos sensations… Si vous avez envie de faire d'autres mouvements, laissez votre corps se dénouer librement !

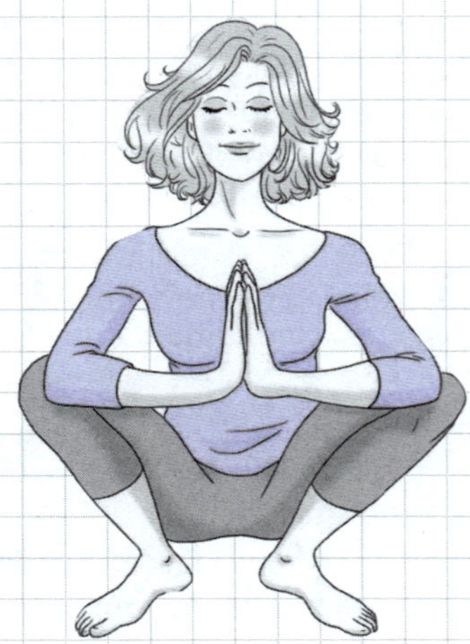

Quand pratiquer ?

Plutôt le matin à jeun, après l'exercice « Comme un serpent ».

À la fin de votre séance, pour que l'énergie circule bien en vous, prévoyez toujours 5 minutes de relaxation, allongé au sol dans l'immobilité, ou assis confortablement, en respirant consciemment.

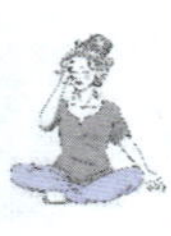

Mon programme de yoga pour aller plus loin

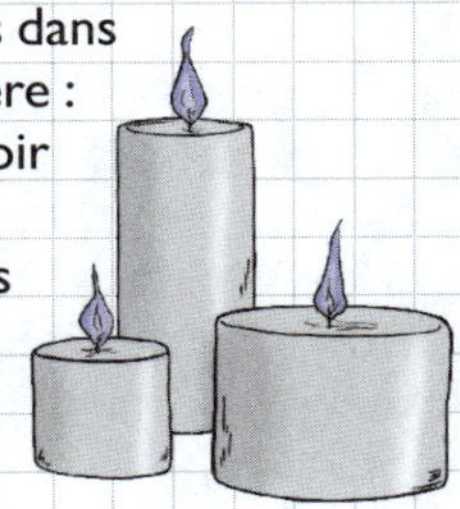

Vous savez maintenant délier votre corps à travers les exercices proposés dans les pages précédentes, ou bien vous avez déjà une activité sportive régulière : grâce au nouveau programme abordé dans ces pages, vous allez pouvoir approfondir votre pratique du yoga !
Selon votre forme physique, vous pourrez utiliser les exercices proposés dans le chapitre précédent comme un échauffement. Si vous êtes très en forme, la « salutation au soleil » peut constituer l'ouverture d'une séance de yoga, réalisée après quelques respirations terre-ciel-terre pour ouvrir vos sens !

La salutation au soleil : surya namaskar (variante)

Cette variante de la salutation au soleil est un excellent enchaînement pour assouplir les articulations et tous les muscles du corps, comme pour stimuler les viscères.

Comment faire ?

1. Position de départ : debout, le dos droit, le bassin en position neutre, les pieds serrés ou légèrement écartés pour être confortable, les mains jointes au niveau de la poitrine. Prenez quelques respirations complètes dans cette posture pour entrer dans votre pratique. Détendez vos épaules et vos mâchoires !

2. Inspirez et, comme pour le serpent, étirez les bras vers le ciel : l'avant du corps est en étirement, le bassin rétroversé, les mains toujours jointes.

3. Expirez et cambrez le bas du dos pour ramener le buste sur les cuisses, pliez légèrement les genoux pour libérer les tensions à l'arrière des cuisses, relâchez la tête et les bras.

4. Inspirez dans la « posture de la chaise » : les genoux pliés, le bassin antéversé, les cuisses presque parallèles au sol, les bras étirés au-dessus de la tête, le dos droit.

5. Expirez en rallongeant les jambes, entrelacez vos doigts dans le dos et levez les mains vers le ciel, relâchez le buste et la tête vers le bas. Gardez les genoux pliés pour que l'arrière des jambes ne tire pas.

6. Relâchez les mains et inspirez en étirant le visage vers en ciel, le dos très allongé, le bassin antéversé, les genoux légèrement pliés, les mains posées sur les chevilles ou les cuisses selon votre degré de souplesse.

Expirez, plié en deux en relâchant la tête, les épaules et la mâchoire.

7. Inspirez en position de demi-planche, en étirant la jambe gauche vers l'arrière et en pliant la jambe droite à 90 degrés. Le genou droit est au-dessus de la cheville, les mains à plat au sol, le dos est le plus droit possible, le regard projeté vers l'avant, comme un coureur sur les starting-blocks.

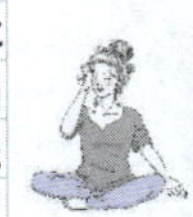

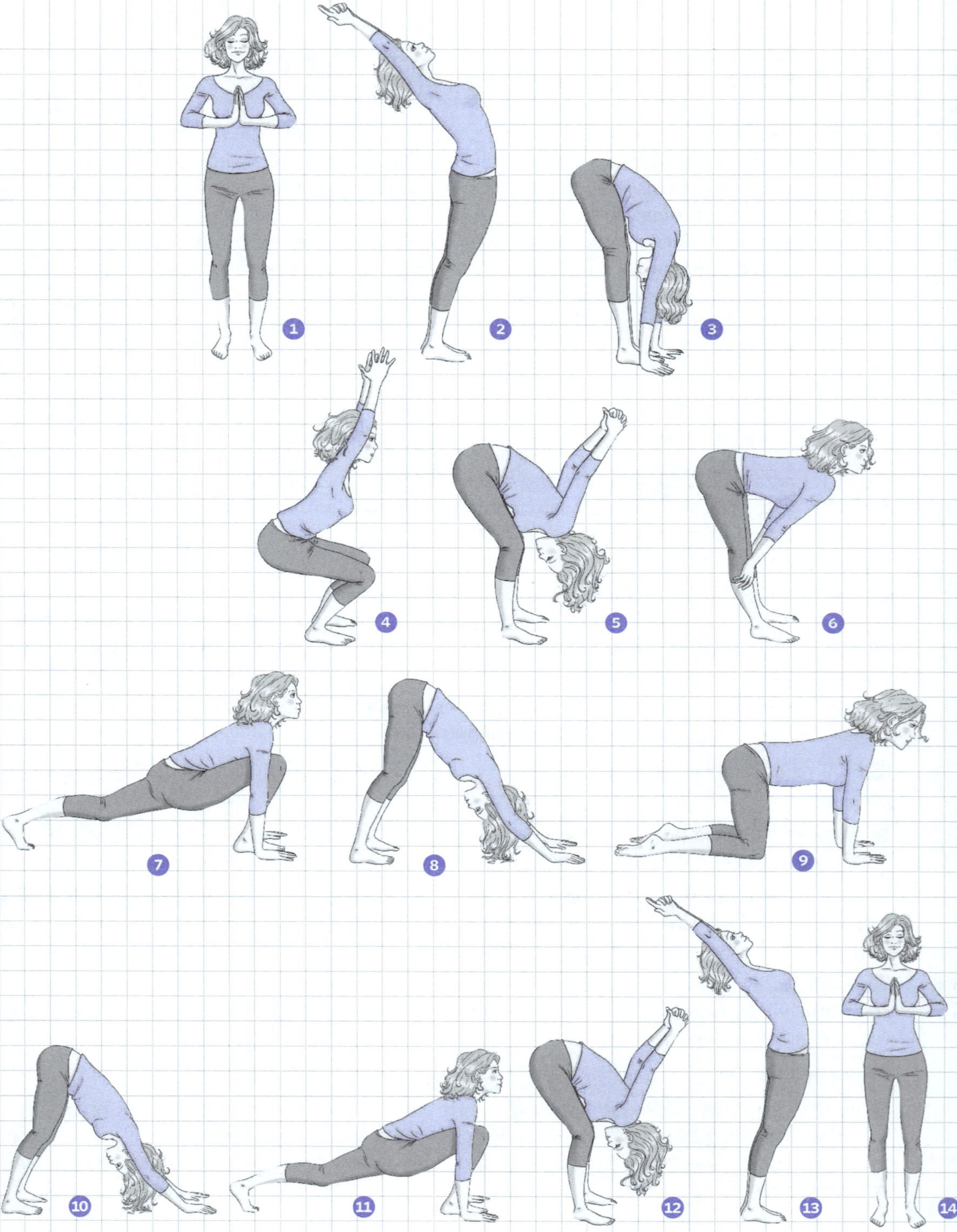
1
2
3
4
5
6
7
8
9
10
11
12
13
14

8 Expirez dans la « posture du chien » la tête en bas, en ramenant le pied droit à côté du pied gauche, les bras et les jambes étirés, comme une pyramide ! Pliez les genoux, mieux vaut une légère antéversion du bassin avec les genoux pliés que le dos rond jambes tendues ! Relâchez la tête !

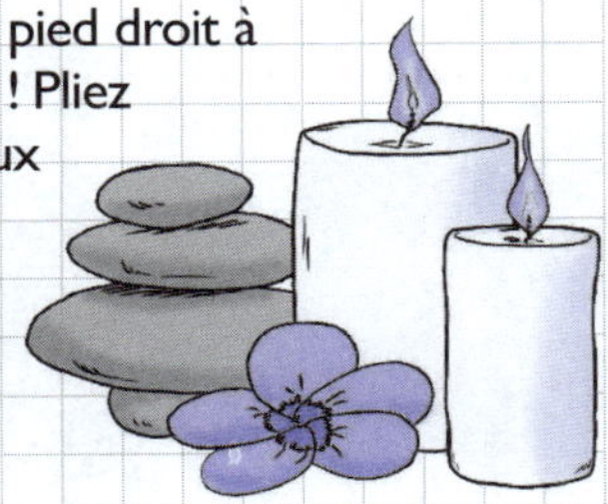

9 Inspirez dans la « posture du chat », en montant sur la pointe des pieds et en posant les genoux au sol. Là, prenez plusieurs respirations et bougez librement votre colonne dans tous les sens ! Libérez le félin qui est en vous ! Rrrr !

Inspirez en revenant le dos à plat.

10 Expirez en faisant le chien, la tête en bas.

11 Inspirez en position de demi-planche, en ramenant le pied gauche devant. Vous pouvez vous aider en attrapant la cheville.

12 Expirez « en pince debout », en ramenant le pied droit à côté du pied gauche.

13 Inspirez, comme pour le serpent : placez le bassin en antéversion, pour remonter le buste, et étirez les bras vers le ciel.

14 Expirez en revenant à la position de départ.

Quand pratiquer ?

Cette salutation peut être pratiquée à des vitesses différentes selon le but recherché.
Dans un premier temps, pratiquez lentement et avec attention cette salutation tous les matins, pendant 15 jours, 2 fois de chaque côté, afin de découvrir et d'intégrer les postures.

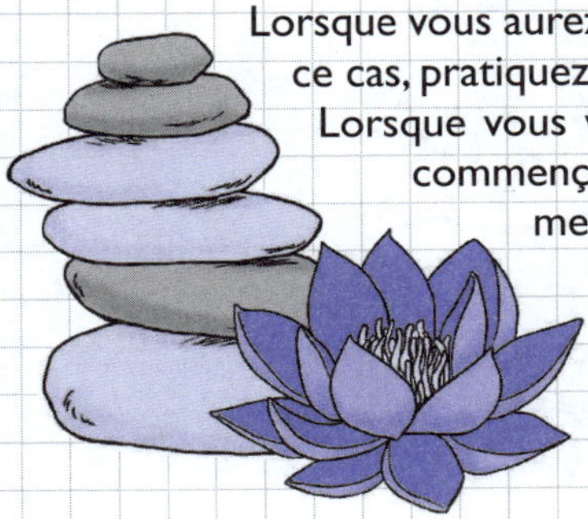

Lorsque vous aurez bien compris les asanas, vous pourrez accélérer le rythme. Dans ce cas, pratiquez 2 salutations lentes, puis une plus rapide, durant 15 jours.

Lorsque vous vous sentirez très à l'aise dans l'enchaînement des postures, en commençant par un échauffement quel qu'il soit, pratiquez quotidiennement cet exercice.

En cas de fatigue passagère, à n'importe quel moment du jour, la pratique de la salutation au soleil vous redonnera le tonus physique et mental perdu. Dans tous les cas, évitez cette pratique le soir, elle risquerait de vous empêcher de dormir.

Certains professeurs proposent la salutation comme un échauffement à faire très rapidement pendant 10 minutes en respiration du feu jusqu'à ce que le corps soit en sueur. À consommer sans modération !

L'enchaînement des mouvements fait circuler l'énergie dans votre corps. Faites de cette salutation une danse, appropriez-vous la gestuelle, et prenez-y du plaisir !

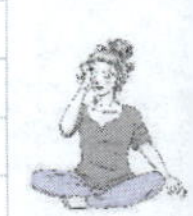

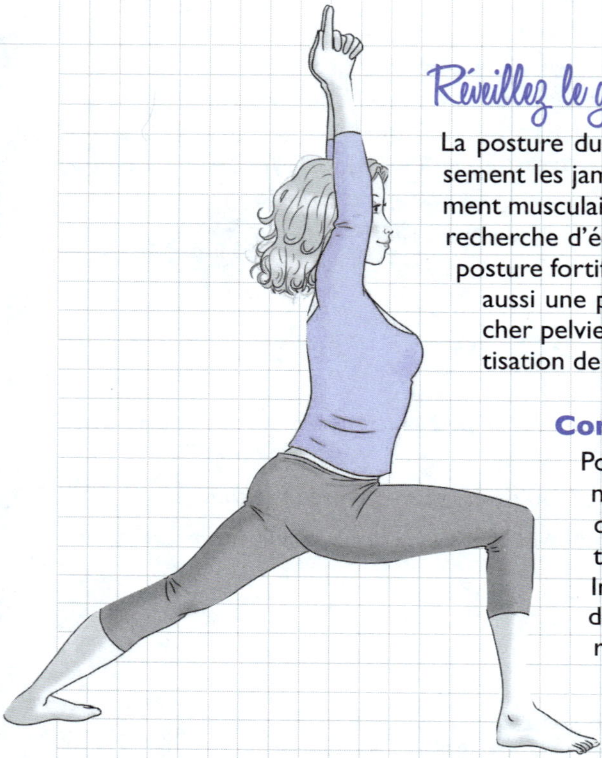

Réveillez le guerrier qui sommeille en vous !

La posture du guerrier (ou virabhadrasana) engage sérieusement les jambes : de cette façon, elle agit sur le renforcement musculaire et relie à la terre, dense, stable et solide. La recherche d'équilibre nécessaire à la bonne tenue de cette posture fortifie le centre de gravité du corps, ce qui en fait aussi une posture de « centrage ». En stimulant le plancher pelvien, elle active les forces d'action et de concrétisation de celui qui la pratique.

Comment faire ?

Position de départ : debout, le bassin en position neutre, les bras le long du corps, les paumes des mains vers l'avant. Faites quelques respirations complètes pour vous préparer.

Inspirez en ramenant les mains à la taille et en dégageant la jambe gauche tendue vers l'arrière. Posez bien le pied au sol à 45 degrés, si cela est possible pour votre genou gauche, le genou droit se trouvant bien au-dessus de la cheville droite.

Expirez en ramenant les mains jointes devant le cœur, les mains en position de satkryia.

Tendez les bras au-dessus de la tête en inspirant, ramenez les mains le plus bas possible vers le pubis à l'expiration. Répétez le mouvement 12 fois, le regard fixé sur un point devant vous, avec la respiration du feu. Ensuite, pratiquez le satkryia, en étirant les bras vers le ciel.

Si le talon arrière ne se pose pas au sol, réduisez l'espace entre vos deux pieds.

Puis ramenez les mains à la taille, pivotez sur vos pieds et effectuez la posture de l'autre côté. Pour finir, retrouvez la position de départ et observez sur vous les effets de la posture. Si des mouvements automatiques émergent, laissez faire !

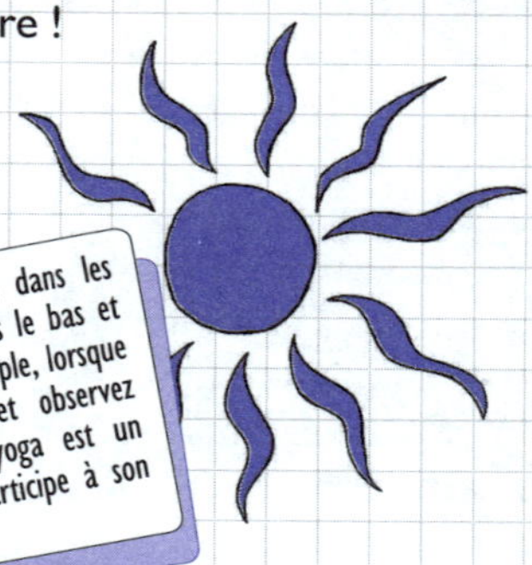

Vous pouvez inverser la respiration dans les exercices proposés, en inspirant vers le bas et en expirant vers le haut par exemple, lorsque l'inverse est proposé. Explorez et observez vos différentes sensations ! Le yoga est un art vivant, chaque pratiquant participe à son évolution.

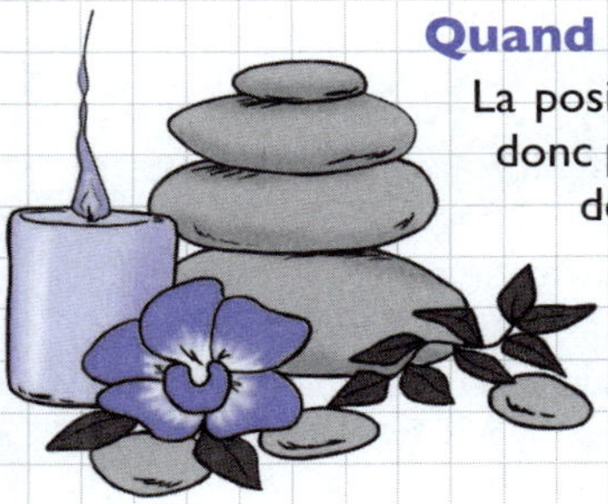

Quand pratiquer ?

La position du guerrier active le feu intérieur et l'énergie d'action, il est donc préférable de la pratiquer à jeun, le matin. Elle peut aussi vous servir de « booster » en cas de perte de motivation. Pratiquée en « cure », 5 minutes par jour, jusqu'à ce que votre énergie change, elle vous soutiendra dans l'accomplissement de vos projets et de vos actions ! Essayez-la ! Elle est très efficace et vous sera utile au quotidien !

Faites circuler l'énergie dans votre corps !

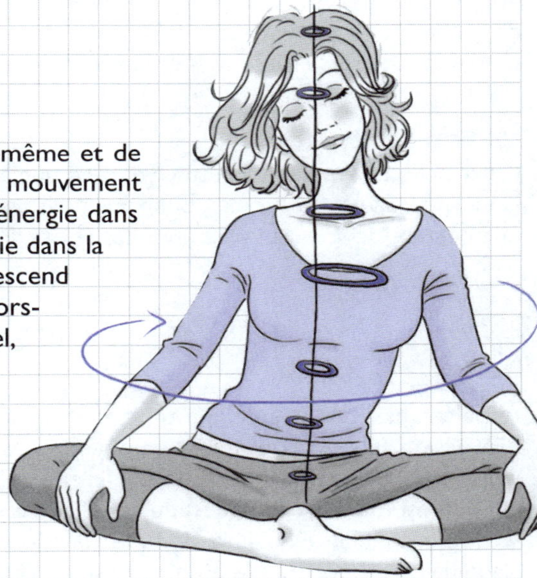

Cet exercice permet de faire un bilan sur soi-même et de développer sa conscience des chakras. Son mouvement masse les viscères et active la circulation de l'énergie dans tous les nadis. Il permet aussi de diriger l'énergie dans la colonne. Lorsque l'intention vient du haut et descend vers la terre, on ouvre la porte à l'inspiration ; lorsqu'on dirige son intention de la terre vers le ciel, ce sont les forces d'action et de concrétisation dans la matière qui sont activées.

Comment faire ?

Position de départ : assis en tailleur le dos droit, le bassin libre, les mains sur les genoux.
Imaginez un axe, comme une baguette le long de votre colonne vertébrale. Le long de cet axe, sept anneaux d'or se trouvent, un au niveau de chaque chakra. L'anneau du bas et celui du haut sont petits et fixés sur la baguette, comme le bois de l'arc accroché à la corde. Puis la taille des anneaux est de plus en plus grande, l'anneau du cœur étant le plus large.
Commencez par mettre votre périnée en rotation, en imaginant que votre premier anneau, tout petit, à la base de la colonne, se met à tourner autour de la baguette. Le mouvement est petit puisque le bassin est au sol.
Mettez ensuite le bas du ventre en rotation, en imaginant que le deuxième anneau, sous le nombril, se met à tourner.
Continuez en montant jusqu'au sommet du crâne. Veillez à ce que ce dernier soit dans l'axe du bassin, dans un petit mouvement, pour que la tête reste dans l'alignement.
Pratiquez ensuite la respiration du feu en inspirant lorsque le buste s'ouvre vers l'avant, et en expirant lorsque le dos s'enroule.

Si la position en tailleur vous est inconfortable, installez-vous sur un coussin ou une chaise.

Pour les personnes qui sont en général trop « dans leur mental », le buste sera mis en rotation et non la tête.

Décollez légèrement les mains des genoux, et laissez les bras se mouvoir spontanément si des mouvements se présentent. Posez l'intention de changer le sens de rotation et laissez faire. Pour finir, cessez le mouvement et pratiquez le satkryia en étirant les bras au-dessus de la tête, puis revenez à la position de départ.
Pratiquez maintenant le même exercice en partant du sommet du crâne pour diriger le mouvement vers le bas.
Vous pouvez également effectuer cet exercice debout. Dans ce cas, les points fixes de la « corde de l'arc », les anneaux les plus petits, seront les pieds et le sommet du crâne.

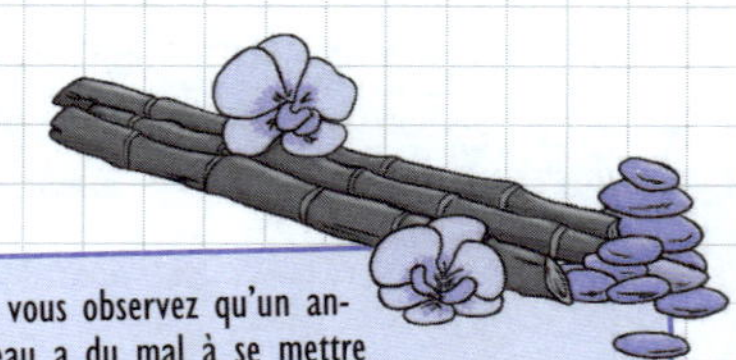

Si vous observez qu'un anneau a du mal à se mettre en mouvement, ou qu'une partie de votre dos manque de mobilité, vous pouvez travailler cette zone en cherchant à augmenter l'amplitude et le rythme du mouvement pour amener l'énergie à circuler dans ces zones.

Quand pratiquer ?

Cette posture apportant centrage et rectitude en soi, vous pouvez la pratiquer à tout moment de la journée. Elle sera efficace pour vous harmoniser à l'intérieur, après un moment d'agitation ou une posture de yoga qui vous aura déstabilisé. Elle vous servira à vous remettre dans votre axe !

Changez de point de vue !

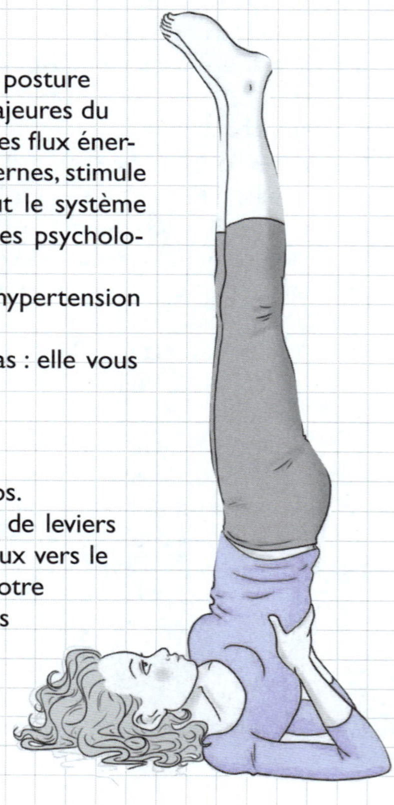

Appelée aussi la « chandelle », ou « sarvangasana », c'est une posture d'inversion. Elle est considérée comme l'une des postures majeures du yoga ! Puisqu'elle nous met la tête « à l'envers », elle inverse les flux énergétiques, stimule la circulation du sang, masse les organes internes, stimule la thyroïde… Elle équilibre donc le fonctionnement de tout le système glandulaire du corps. Elle aide aussi à corriger les problèmes psychologiques grâce à l'afflux sanguin qu'elle amène dans le cerveau.
Restez prudent si vous avez des problèmes cervicaux, de l'hypertension ou des problèmes cardiaques.
Par contre, en cas de chagrin d'amour, ne vous en privez pas : elle vous aidera à voir le monde autrement !

Comment faire ?

Position de départ : allongé sur le sol, les bras le long du corps.
En respirant naturellement, servez-vous de vos bras comme de leviers pour monter le buste enroulé, les jambes repliées et les genoux vers le front. Pliez les coudes et aidez-vous des mains pour soutenir votre dos et le placer droit, perpendiculaire au sol, puis dépliez vos jambes à la verticale.
Faites la respiration du feu, 12 fois de suite.

Pour finir, pratiquez le satkryia dans la posture, sans bouger les mains, puis enroulez votre dos. Posez les genoux sur le front, placez les bras sur le sol et déroulez le dos doucement sur le sol en contractant les abdominaux, en repliant les bras et en rentrant le menton dans la gorge pour retrouver la position de départ.

Quand pratiquer ?

Puisque cette posture renverse les viscères, il est vivement conseillé de la pratiquer le ventre vide ! Généralement, on la réalise à la fin d'une séance de yoga.
Si vous êtes à l'aise après les 12 respirations du feu, vous pouvez continuer plusieurs minutes, soit en respiration du feu, soit en respiration complète.
Si vous avez une santé moyenne, pratiquez cette posture 3 minutes pendant 15 jours.
Si la posture vous est agréable, restez 5 minutes dans la position.
Les pratiquants avancés resteront plutôt 15 minutes dans la position.

Si cette posture est trop exigeante, pratiquez-la contre un mur avec un coussin placé sous le bassin, pour que le nombril soit plus haut que le palais !

La position du triangle dynamique

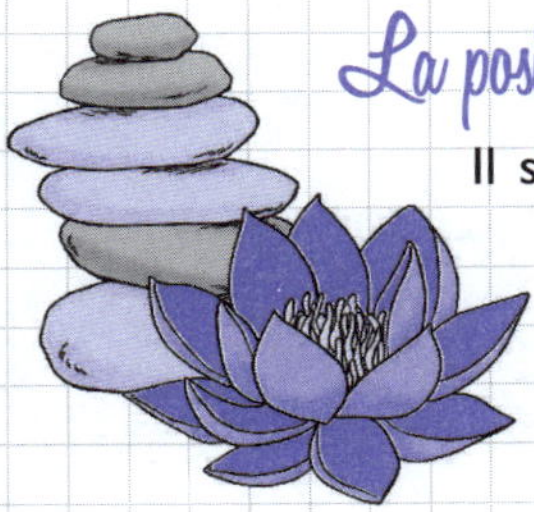

Il s'agit d'une variante de la posture du triangle (trikonasana), qui permet d'inverser l'axe terre-ciel et d'accéder à des zones différentes de soi. En massant les organes internes, cette posture stimule en douceur le système nerveux et l'appétit. Particulièrement recommandé à ceux qui souffrent de dépression nerveuse, cet exercice facilite la digestion des aliments et des émotions !

Comment faire ?

Position de départ : debout, les pieds écartés d'environ un mètre.
Inspirez en posant les mains sur les hanches et en vous grandissant.
Expirez, comme dans le serpent, en descendant le buste à l'horizontale par l'impulsion de la bascule du bassin en antéversion. Buste et cuisses forment un angle droit. Si l'arrière des jambes est trop étiré, pliez vos genoux.
Inspirez et faites pivoter le tronc, puis posez la main droite sur le pied gauche et allongez le bras gauche, la main et les doigts vers le ciel.
Expirez en tournant le tronc de l'autre côté afin de poser la main gauche sur le pied droit en étirant le bras gauche à la verticale.
Répétez 5 fois l'exercice de chaque côté en effectuant la respiration du feu.
Pour finir, ramenez lentement les mains sur la taille et redressez le buste en déroulant le dos avec précaution.

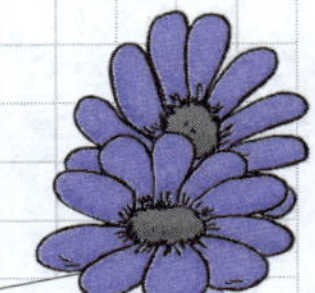

Si ce mouvement est trop exigeant, vous pouvez faire une pause au milieu de chaque rotation en lâchant le buste et les bras au centre. Dans ce cas, inspirez en ouvrant les bras et expirez au centre.

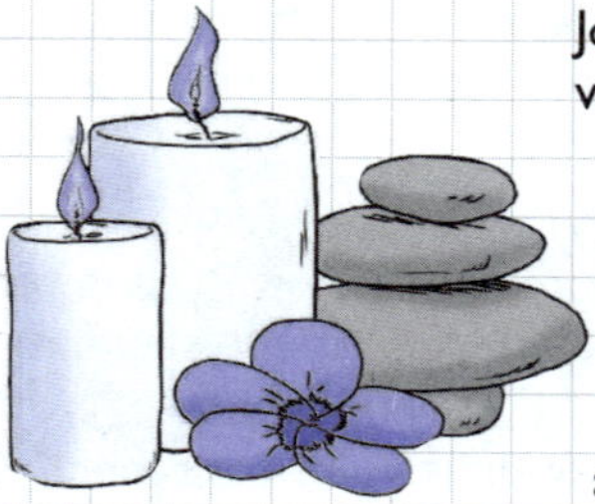

Pratiquez le satkryia avec les bras étirés au-dessus de la tête.
Joignez les pieds en revenant à la position de départ et observez vos impressions. Si un mouvement automatique jaillit, laissez faire !

Quand pratiquer ?

Posture à pratiquer à jeun ou le ventre vide, lorsque vous avez besoin de remettre en mouvement certaines pensées en vous !
Comme elle est dynamique, cette posture devra être pratiquée au milieu de votre séance de yoga !

Élargissez votre vision

Cette posture a deux polarités : l'une qui appelle l'énergie, l'autre qui la concentre.
Le mouvement « d'ouverture » permet d'ouvrir des perspectives lorsqu'on manque d'horizon.
Le mouvement de « concentration » favorise le centrage, rassemble et mobilise l'énergie vers un but donné, afin de mettre en œuvre un projet, une action.
Sur le plan physique, grâce à cette posture, les bras et les épaules seront renforcés, ainsi que la vision périphérique de l'œil.

Comment faire ?

Position de départ : assise, le dos droit, le bassin libre, les mains sur les genoux. Le regard fixé devant vous. Amenez les mains à hauteur des oreilles, paumes tournées vers l'avant, les bras parallèles au sol.

Comment pratiquer l'« ouverture » ?

En dessinant des marches d'escalier avec vos mains, déplacez-les sur un axe partant des oreilles, en diagonale jusqu'à ce que les bras tendus à l'horizontale forment un angle à 90 degrés.
Ramenez les mains aux oreilles, en formant un arc de cercle par l'arrière.
Répétez le mouvement 12 fois en pratiquant la respiration du feu.
Pour finir, faites le satkryia avec les bras ouverts vers l'avant, afin d'accueillir une vision nouvelle des choses.

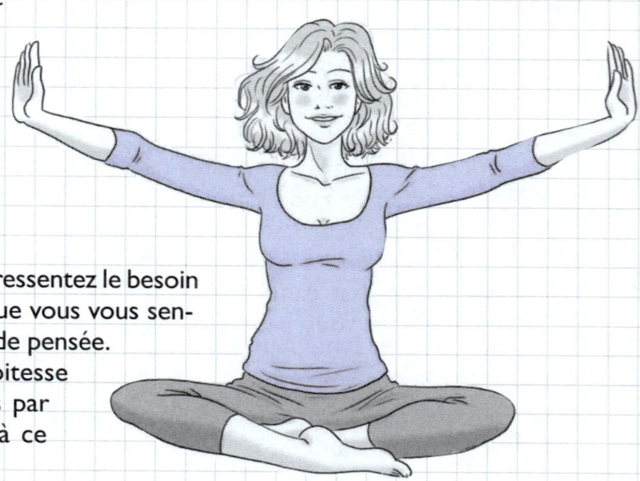

Quand pratiquer ?

À tout moment de la journée, lorsque vous ressentez le besoin d'élargir votre vision des événements ou que vous vous sentez bloqué dans une situation ou un mode de pensée.
En « cure », pour pallier une certaine étroitesse d'esprit, pratiquez cet exercice 5 minutes par jour, le matin pendant 21 jours ou jusqu'à ce que ses effets se fassent sentir !

Lorsque vous observerez des modifications en vous, continuez à pratiquer régulièrement l'exercice, 2 ou 3 fois par semaine, pour que ce nouvel état ait le temps de s'installer profondément en vous.

Comment pratiquer la « concentration » ?

Inversez le mouvement d'ouverture en plaçant les bras tendus écartés à 90 degrés et ramenez les mains vers les oreilles en formant des marches d'escalier avec vos mains.
Les mains repartent des oreilles en formant un arc de cercle de l'arrière vers l'avant.
Pour finir, faites le satkryia avec les mains face aux oreilles comme pour englober la tête.

Quand pratiquer ?

À tout moment de la journée, lorsque vous ressentez le besoin de canaliser vos pensées vers un point précis.
En « cure », pour éviter l'éparpillement mental, pratiquez cet exercice 5 minutes par jour, le matin pendant 21 jours ou jusqu'à ce que ses effets se fassent sentir !
Lorsque vous observerez des modifications en vous, continuez à pratiquer régulièrement l'exercice, 2 ou 3 fois par semaine, pour que ce nouvel état ait le temps de s'installer profondément en vous.

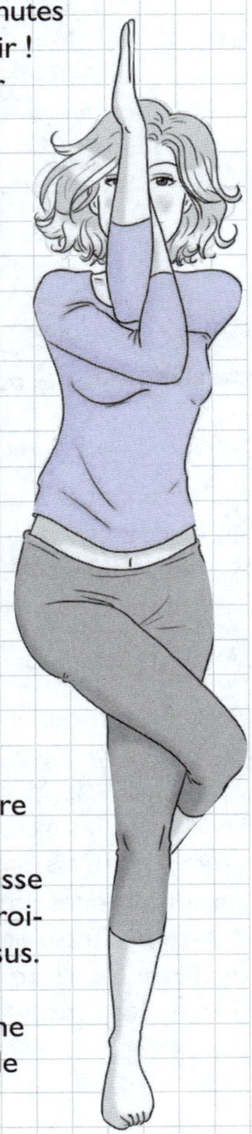

Je me rassemble, je me recentre

Dans les moments où le mental s'agite et ou l'on perd pied, le yoga peut nous être d'une grande aide. La respiration « terre-ciel-terre » a une vertu de centrage, comme l'exercice de concentration décrit page précédente. Ensuite, les postures d'équilibre créent la stabilité et l'ancrage.

La posture de l'aigle (ou garudhasana) est une posture d'équilibre qui harmonise les polarités en synchronisant les deux lobes du cerveau, tonifie les bras, les jambes et les chevilles, assouplit les épaules et développe le sens de l'équilibre. Rien que ça !

Comment faire ?

Position de départ : debout, les épaules relâchées, la nuque étirée, les pieds bien ancrés dans le sol. Faites quelques respirations pour vous préparer à la pratique et choisissez un point devant vous sur lequel poser votre regard pour garder votre équilibre.
Enroulez la jambe droite autour de la jambe gauche en faisant passer la cuisse droite devant la cuisse gauche et le pied droit derrière le mollet gauche. Croisez les bras devant vous, paumes des mains vers le haut, bras droit au-dessus.
Ne craignez rien, restez concentré, vous allez vous en sortir !
Ensuite, pliez les coudes en enroulant le bras droit autour du bras gauche jusqu'à ce que les paumes des mains se mettent en contact, formant ainsi le bec de l'aigle. Posez le bout du pouce droit entre vos sourcils.

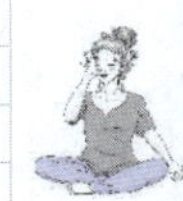

Pliez le genou gauche pour trouver votre stabilité en vous ancrant dans le sol.
Serrez bien une jambe contre l'autre pour concentrer l'énergie dans la zone du périnée.
Faites la respiration du feu 12 fois de suite.
Pour finir, pratiquez le satkryia dans la position, puis déliez vos membres, ouvrez les bras comme un oiseau qui s'envole, laissez faire les mouvements automatiques puis retrouvez la position de départ. Accordez-vous quelques instants pour un temps d'observation et de respiration consciente, avant de pratiquer la même posture de l'autre côté.

Si la position est trop exigeante, n'enroulez pas le pied derrière le mollet, croisez simplement les jambes ; idem pour les mains, si les paumes des mains ne se rassemblent pas.

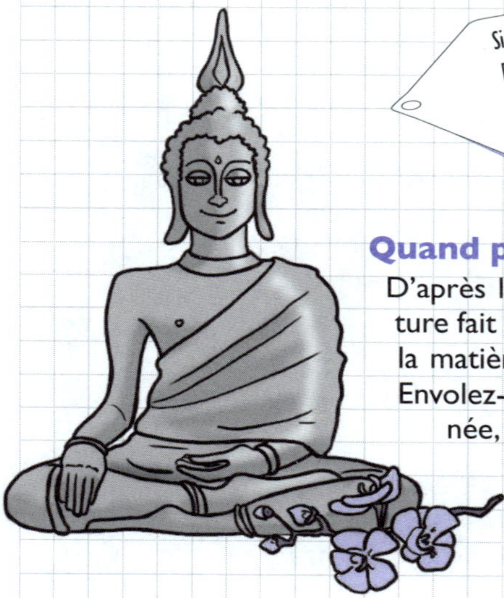

Quand pratiquer ?

D'après la tradition, l'aigle Garuda, auquel le nom de cette posture fait référence, représente l'ascension de l'être, du monde de la matière jusqu'au niveau de conscience spirituel le plus élevé. Envolez-vous avec vos ailes de Garuda à tout moment de la journée, lorsque vous sentez que vous avez besoin de stabilité ou de calme ! Les postures d'équilibre se placent généralement à la fin de la séance de yoga pour bien rééquilibrer les polarités.

Pratiquez au bureau en catimini

Si vous passez la journée assis devant un ordinateur, tout votre corps réclame le mouvement ! Voici quelques exercices discrets adaptés à la vie au bureau.

Le yoga des yeux

Vous avez les yeux fatigués par vos journées devant l'écran, vous sentez votre vision qui baisse, vous avez mal à la tête ? Les exercices suivants représentent une base pour un maintien de santé général des yeux. Cette forme de yoga peut soigner la plupart des troubles oculaires, qu'ils soient d'ordre musculaire ou optique, à condition de les pratiquer régulièrement et avec persévérance.

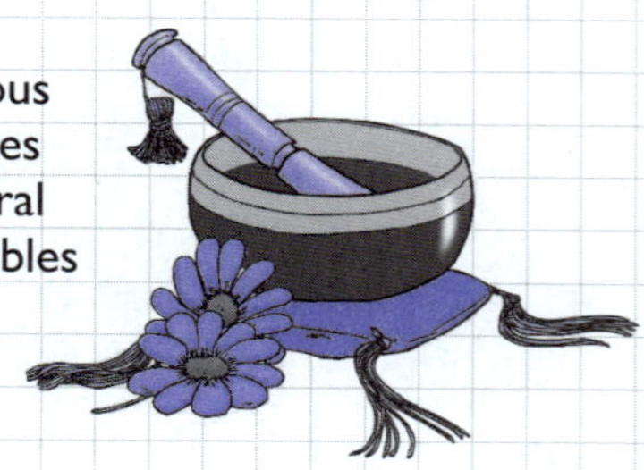

Quand pratiquer ?

Pour un entretien général de prévention des troubles oculaires, faites ces exercices 2 fois par jour, 3 fois par semaine, à plusieurs heures d'intervalle (à midi par exemple, lors de votre pause, puis le soir avant de quitter le bureau ou en arrivant chez vous). À éviter bien sur au volant de votre voiture !

Vous veillerez à fermer les yeux pendant 30 secondes après chaque exercice.

Vous pratiquerez tous les exercices d'affilée. Insistez si l'un d'eux vous pose problème, sans forcer, mais avec persévérance.

La vision latérale

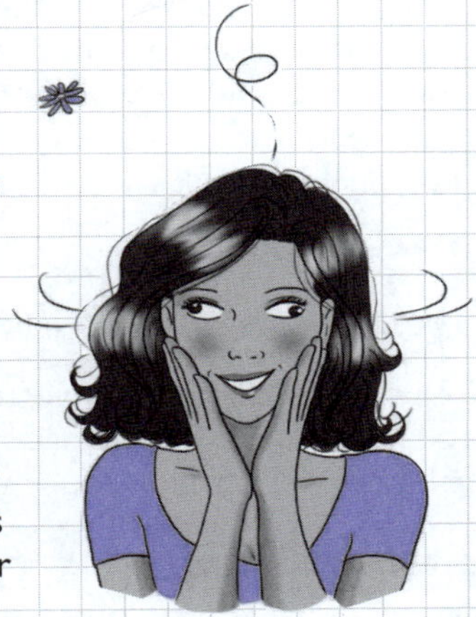

Utile si vous sentez que vos yeux s'engourdissent et se fatiguent.

Comment faire ?

Assis à votre bureau, prenez deux repères visuels immobiles (plutôt un pot de fleurs que votre collègue !), l'un à votre droite, l'autre à votre gauche. Sans bouger la tête, comme un espion, dirigez votre regard alternativement sur vos repères 12 fois de chaque côté. Accrochez-vous à votre fauteuil, vous pourriez avoir la tête qui tourne ! Fermez ensuite les yeux pour les reposer.

La vision latérale et centrée

Utile si vous sentez que vos yeux manquent de mobilité.

Comment faire ?

Même exercice que le précédent, mais vous ferez un arrêt au centre, puis regarderez le bout de votre nez. Retrouvez vos repères visuels à droite et à gauche, puis fixez du regard le repère gauche, puis le bout de votre nez. Fixez ensuite le repère droit, puis le bout de votre nez, etc. Pratiquez 12 fois de chaque côté, puis fermez les yeux quelques secondes.

La vision tournante

Utile lorsque vous sentez votre regard lourd et fatigué.

Comment faire ?

Dessinez des cercles les plus grands possible avec vos yeux, sans bouger la tête : 12 tours dans un sens puis 12 tours dans l'autre ! Fermez les yeux 30 secondes et reposez-vous.

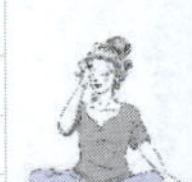

La vision proche et lointaine

Utile si vous sentez que vous avez du mal à discerner des objets situés à différentes distances de vous.

Comment faire ?

Choisissez deux objets en face de vous. Le premier à 50 centimètres de vous, le second à 3 ou 4 mètres. Dirigez votre regard sur le bout de votre nez, ensuite sur le premier objet, puis sur le second, revenez sur le premier, et enfin sur le bout de votre nez. Répétez l'exercice 12 fois, puis fermez les yeux et reposez-vous.

L'exercice est très facile à pratiquer à travers une vitre : faites le point sur la vitre puis sur un objet dehors !

Exercice de contraction et de décontraction

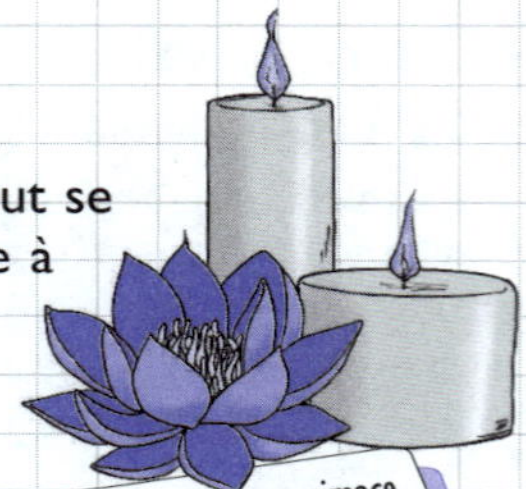

Idéal pour relâcher toutes vos tensions en 2 minutes, cet exercice peut se pratiquer assis sur votre chaise, ou debout, caché derrière la machine à café ! Il est très efficace pour calmer les nerfs après un conflit !

Comment faire ?

En inspirant par le nez, contractez tous les muscles de votre corps le plus possible jusqu'à en trembler, puis relâchez tout en expirant par la bouche (rugissez en tirant la langue si vous le pouvez !). Répétez 5 fois l'exercice.

Cap ou pas cap ? Faites aussi une grimace en contractant les muscles de votre visage, puis relâchez ! Détente et lâcher-prise assurés !

Quand pratiquer ?

Au réveil le matin, ou bien juste avant de commencer votre séance de yoga, ou encore à la fin (avant la relaxation).
Après un coup de nerfs pour éliminer les résidus du stress ou avant un événement qui vous trouble pour décharger vos tensions.
Enfin, juste avant de vous endormir pour vous détendre.

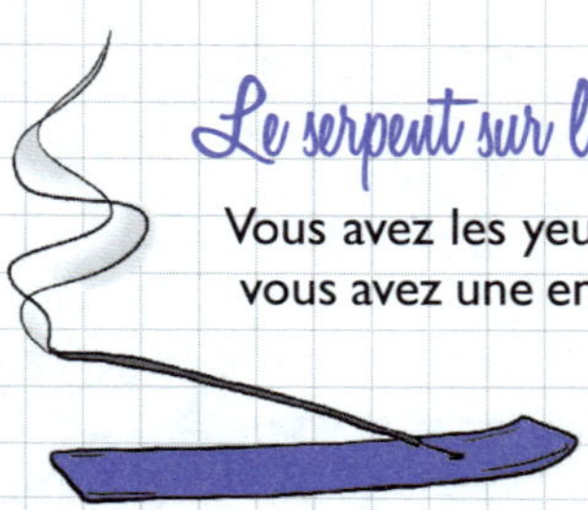

Le serpent sur la chaise

Vous avez les yeux irrités à force d'être devant votre écran, le dos en compote et vous avez une envie irrésistible de bouger ? Pratiquez cet exercice dès que vous le pouvez pour détendre votre colonne et éliminer les toxines qui stagnent dans vos muscles.

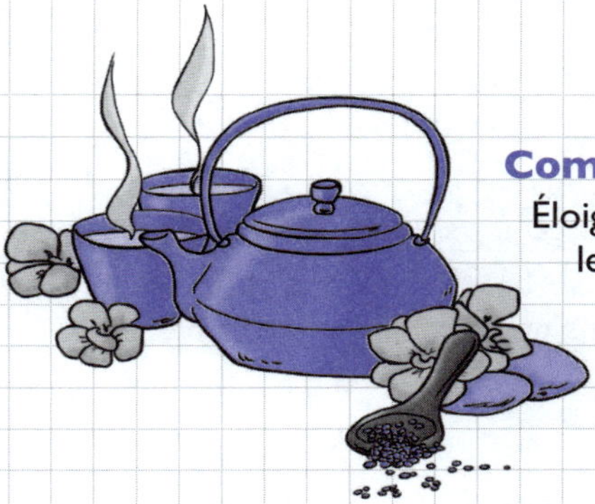

Comment faire ?

Éloignez votre chaise de votre bureau, asseyez-vous et posez les mains sur les genoux très écartés. Mettez votre bassin en antéversion et emmenez votre buste vers le bas en cambrant franchement tous les étages de votre dos. À la fin du mouvement, laissez votre tête pendre entre vos pieds et respirez amplement une fois. Pour remonter, basculez votre bassin en position rétroversée et remontez votre buste en déroulant le dos, vertèbre par vertèbre, en laissant la tête et les épaules lourdes jusqu'à ce qu'elles se repositionnent dans l'alignement de la colonne vertébrale.
Refaites l'exercice au moins 5 fois.

Quand pratiquer ?

À tout moment de la journée, ou presque : vous éviterez l'exercice si vous venez de manger ou de boire un grand café !

La torsion sur la chaise

Idéale pour essorer le système nerveux et remédier aux problèmes de dos, cette posture se pratique sans modération !

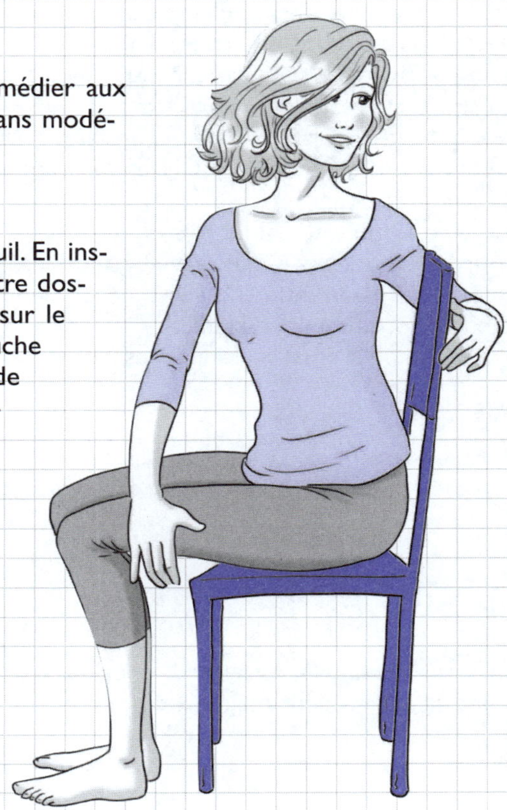

Comment faire ?

Asseyez-vous au fond de l'assise de votre fauteuil. En inspirant, passez votre bras droit au-dessus de votre dossier, s'il est trop haut, glissez votre bras droit sur le bord gauche par l'arrière. Posez votre main gauche sur votre accoudoir droit ou à l'extérieur de votre cuisse droite. Expirez en reculant légèrement votre fesse droite et placez toute votre colonne vertébrale en torsion, en suivant le mouvement. Tournez bien la tête et dirigez votre regard le plus possible sur la droite.
Faites 5 respirations complètes dans la posture et revenez doucement.
Fermez les yeux et observez-vous un instant avant d'effectuer la torsion de l'autre côté.

Quand pratiquer ?

À tout moment de la journée, sauf si vous avez le ventre bien plein !

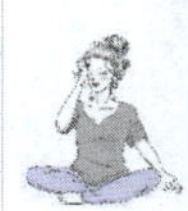

Le yoga pour les femmes enceintes

Pour préparer à l'accouchement, les exercices d'ouverture du bassin sont adaptés aux besoins des femmes enceintes. Les exercices qui suivent peuvent cependant être pratiqués par tous, même si vous n'êtes pas enceinte ; ils stimuleront vos reins et assoupliront votre bassin !

Le papillon

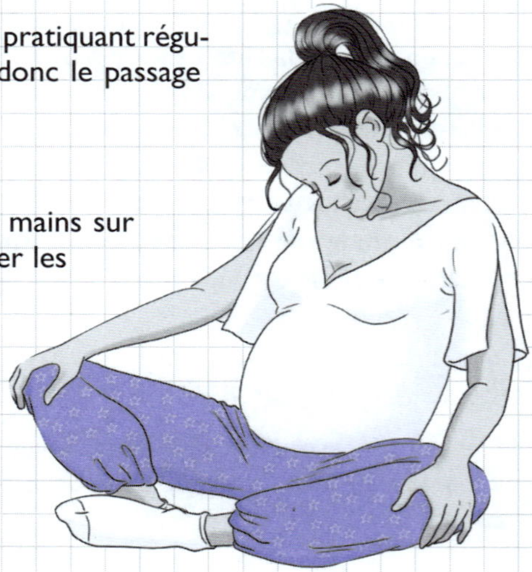

Cette posture permet d'écarter les os du bassin. En la pratiquant régulièrement, vous gagnerez en souplesse et faciliterez donc le passage du bébé lors de l'accouchement.

Comment faire ?

Position de départ : assis au sol, les genoux pliés, les mains sur les genoux, les pieds posés côte à côte. Laissez tomber les genoux de part et d'autre, les plantes de pied se mettant ainsi en contact.
Les mains posées sur les genoux, faites basculer votre bassin d'avant en arrière. Laissez toute la colonne suivre le mouvement jusqu'au sommet du crâne, qui reste sur un axe fixe.
Pratiquez la respiration du feu en inspirant quand le cœur est projeté vers l'avant, et en expirant quand le dos s'enroule vers l'arrière.
Répétez le mouvement 12 fois de suite.
Pour finir, pratiquez le satkryia en posant les mains sur votre ventre et en envoyant tout votre amour et vos intentions à votre bébé. Remontez légèrement vos genoux et détendez-vous dans une position confortable.
L'exercice peut aussi se réaliser les jambes tendues, ce qui permet d'étirer d'autres muscles !

Quand pratiquer ?

À tout moment de la journée ! Si cette position est confortable pour vous, joignez l'utile à l'agréable en vous installant ainsi dans votre canapé pour discuter avec vos amis ou lire votre *Cahier yoga*…

L'étirement des flancs

En fin de grossesse, les femmes enceintes ont parfois la sensation d'étouffer. Un simple étirement des flancs peut ouvrir la cage thoracique et ainsi recréer un peu de place pour le bébé et le diaphragme de la maman !

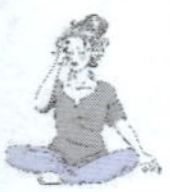

Comment faire ?

Position de départ : assise en tailleur, le bassin libre, les mains posées à plat sur le sol.
Inspirez, étirez le bras gauche vers le ciel et penchez le buste vers la droite en vous appuyant légèrement sur la main laissée au sol. Expirez en revenant au centre, les deux mains au sol, puis penchez-vous de l'autre côté.
Répétez le mouvement 5 fois de chaque côté.
Pour finir, gardez le dos droit, les mains sur votre ventre, et faites quelques respirations complètes. Observez vos sensations et les réactions de votre bébé !

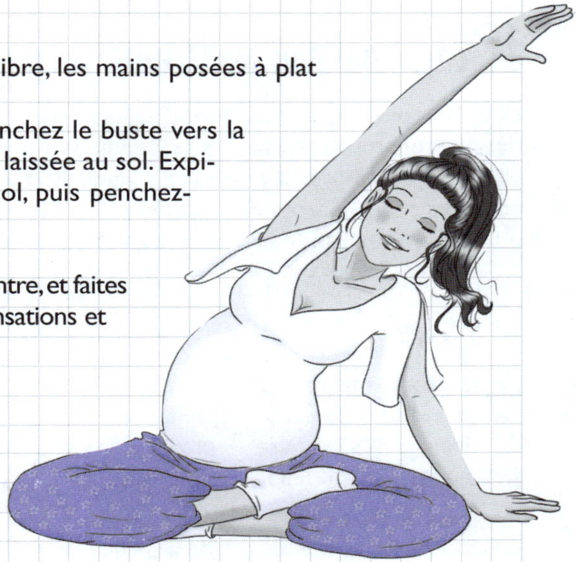

Quand pratiquer ?

À tout moment de la journée. Cet exercice est particulièrement recommandé avant de pratiquer des exercices respiratoires ou si vous avez une sensation d'étouffement.

Communiquez avec votre bébé !

Avec cet exercice, vous pouvez diriger votre attention et votre énergie vers votre bébé. Par une simple apposition des mains et un travail de concentration, il sera possible de communiquer avec lui !

Vous pouvez aussi pratiquer cette visualisation pour dynamiser un organe ou une partie blessée de votre corps.

Comment faire ?

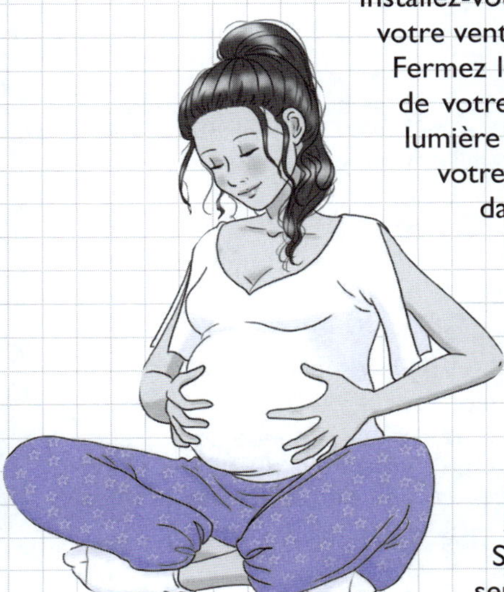

Installez-vous dans une position assise confortable. Posez les mains sur votre ventre.
Fermez les yeux et visualisez une boule de lumière dorée au-dessus de votre tête, comme un soleil. Inspirez et visualisez un rayon de lumière descendre du soleil vers le sommet de votre tête, puis dans votre nuque, vos bras et vos mains. Expirez et envoyez la lumière dans votre ventre.
Pratiquez cette méditation pendant 5 minutes. Vous pouvez adresser à votre bébé des mots, des couleurs ou des images en les visualisant ou en les formulant mentalement. Quand vous aurez fini, prenez un temps, les mains posées sur votre ventre, pour recevoir à votre tour les messages de votre bébé…

Quand pratiquer ?

À tout moment de la journée, dans un moment de calme. Si le futur papa est partant, il peut lui aussi faire cet exercice, seul ou en même temps que vous !

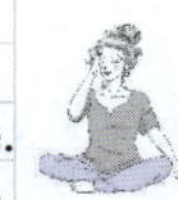

Relaxation profonde avec le yoga yin

Dans les exercices qui suivent, la pratique invite à une détente profonde. Rassemblez quelques coussins, polochons et autres couvertures, une minuterie, et installez-vous dans un endroit confortable. Mettez une musique douce, tamisez l'ambiance… le voyage va commencer !

Pour les postures de yin yoga, n'hésitez pas à prendre le temps de tout mettre en place en ajustant votre position avec des supports confortables, pour ne pas avoir besoin ni envie de bouger pendant l'exercice.

La pince

La position de la pince met tout l'arrière du corps en étirement et détend les tensions physiques et émotionnelles.

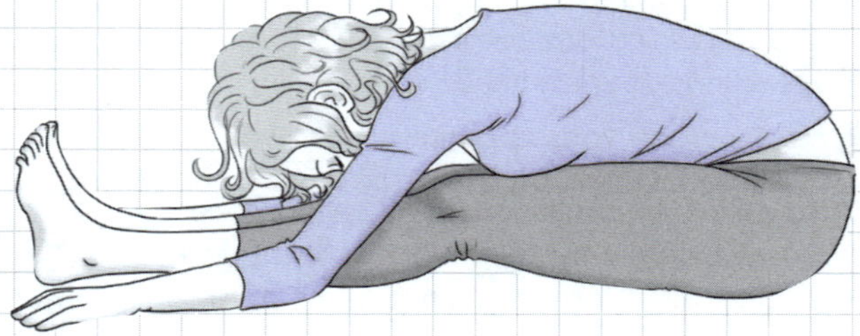

Comment faire ?

Position de départ : assis au sol, les jambes allongées devant soi. Pour avoir le bassin libre ou si vous sentez vos muscles ischio-jambiers tendus, asseyez-vous sur un coussin ou pliez les genoux. Étirez bien le bas de votre dos pour vous pencher vers l'avant.

Lorsque vous arrivez au maximum de l'étirement en gardant le dos droit, laissez le haut du dos s'arrondir et la gravité vous aider à vous détendre dans la position.

Restez 5 minutes si possible sans bouger.

Pour finir, gardez la tête lourde et les yeux fermés, posez les mains sur le sol pour redresser le buste en vous aidant de vos bras, puis allongez-vous lentement sur le sol.

Pour être bien calé dans cette posture, vous pouvez glisser des supports sous les genoux, entre le ventre et les cuisses, ou encore poser votre tête dans vos mains.

Quand pratiquer ?

À jeun ou le ventre léger, vous pouvez faire cette posture à toute heure, notamment pour favoriser le calme et l'introspection. À éviter cependant si vous souffrez de sciatique.

Ouverture du cœur en papillon

Cette position ouvre les hanches, le cœur et les épaules, elle développe la gentillesse et la douceur en soi, elle stimule le corps et aide à s'ouvrir aux potentialités de la vie. Elle stimule presque tous les méridiens, ce qui en fait une des postures les plus complètes du yin yoga ! À pratiquer sans modération, en prenant soin cependant d'avoir le bassin rétroversé et la nuque confortable.

Comment faire ?

Position de départ : assis sur le sol, dans la position du papillon, les plantes des pieds en contact, les genoux vers l'extérieur.

Placez un polochon ou une serviette enroulée en travers de votre dos à la hauteur de votre poitrine. Allongez-vous sur le dos sur ce support. Placez les bras en croix ou au-dessus de la tête.
Restez 5 minutes dans la posture en respirant amplement.
Pour finir, rassemblez vos genoux, roulez sur le côté et enlevez le support de votre dos. Allongez-vous ensuite une minute et observez vos sensations.

> Dans cette posture, vous devez pouvoir respirer et déglutir aisément, si ce n'est pas le cas, placez un support sous votre tête. Vous pouvez également placer des coussins sous les genoux pour éviter toute douleur au niveau des ouvertures des hanches.

Quand pratiquer ?

Cette position vous apportera confort et réconfort au réveil, pour vous ouvrir aux opportunités de la journée, ou le soir, pour détendre les tensions de la journée !

Torsion

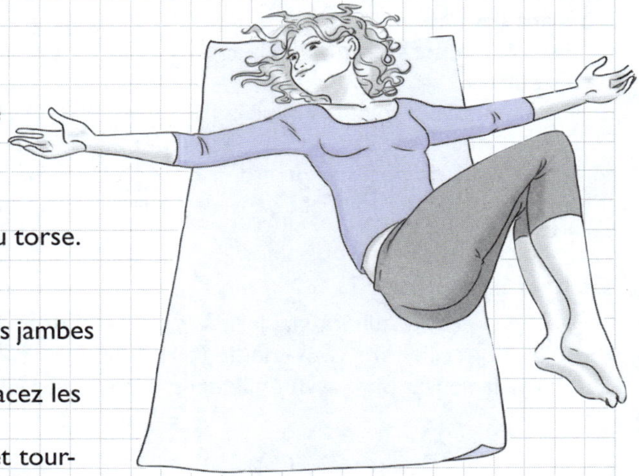

La position de torsion étire la colonne vertébrale tout entière et la met en rotation. Elle relaxe l'esprit et ouvre le cœur. Elle stimule le méridien de la vésicule biliaire et tous les méridiens du torse.

Comment faire ?

Position de départ : allongé sur le dos, les jambes tendues, les bras le long du corps.
Repliez les genoux sur la poitrine et placez les bras en croix.
Amenez vos genoux sur votre droite et tournez la tête à gauche, si c'est confortable pour vos cervicales.
Pour ajuster cette posture, placez des coussins sous ou entre vos genoux ou sous votre bras en ouverture.
Pour finir, ramenez la tête et les genoux au centre, et allongez-vous une minute avant de vous installer de l'autre côté.

> Veillez à placer les genoux assez hauts vers l'aisselle pour ne pas cambrer.

Quand pratiquer ?

La torsion est une position « magique » pour détendre la colonne vertébrale et le système nerveux. Pratiquez-la le ventre vide ou léger, avant de vous lever le matin, avant de dormir le soir, directement sous la couette, et placez-la à la fin de votre cession de yoga, juste avant la relaxation. Attention, comme cette position est très agréable pour la plupart des gens, on a tendance à y rechercher un certain challenge. Évitez de forcer l'étirement dans cette position, car elle reste efficace même si vous n'avez pas de sensations fortes dans le dos.

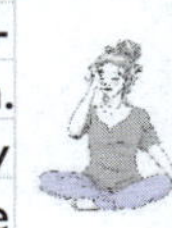

La demi-lune au sol

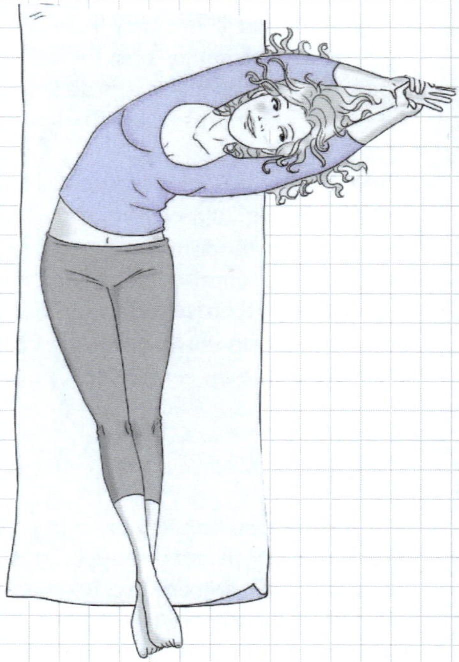

Cette position étire tout le côté du corps, ouvre la cage thoracique et décompresse les disques intervertébraux, ainsi que les organes internes. Elle apporte le calme.

Comment faire ?

Position de départ : allongé sur le dos, les jambes tendues, les bras le long du corps.
Étirez les bras au-dessus de la tête, puis attrapez votre poignet gauche avec votre main droite.
Étirez-vous vers la droite en tirant votre bras gauche vers la droite.
Rapprochez votre jambe droite de votre bras droit de façon que votre corps dessine une courbe comme un croissant de lune.
Croisez vos jambes en posant la cheville gauche sur la cheville droite.
Restez immobile 5 minutes dans la posture.
Pour finir, décroisez les jambes et lâchez le poignet, remettez-vous en position droite et observez vos sensations pendant une minute avant de vous installer de l'autre côté.

Quand pratiquer ?

C'est une position qui vous aidera à vous détendre. Utilisez-la lorsque vous avez tendance à vous recroqueviller sur vous-même (placez-la alors en fin de séance avant la torsion).
Observez la sensation d'asymétrie dans votre corps après avoir pratiqué sur le premier côté !

Séquence « au pied du mur »

Vous avez les jambes raides comme des poteaux, la tête comme une citrouille et à peine l'énergie de bouger. Bref, vous vous sentez au pied du mur… Il est temps de pratiquer en enfilade les 4 exercices ci-dessous pour apporter un peu de changement !
Pour les exercices suivants, vous aurez besoin d'un mur dégagé sur environ 2,5 mètres.
En gardant le dos au sol, vous vous assurerez qu'il reste bien droit. Un mur comme support apporte un certain confort à la posture.

Précautions à prendre pour cette séquence

– Ne pratiquez pas ces postures immédiatement après un effort violent (un footing par exemple), attendez 20 à 30 minutes après, pour permettre au corps d'éliminer les toxines provoquées par l'effort musculaire.
– Éviter ces postures en cas de maladie affectant le sang. Dans le doute, consultez votre médecin.
– Respirez calmement et amplement pendant les postures.
– Relevez-vous avec lenteur et précaution.

Si vous le souhaitez, vous pouvez enchaîner toutes les postures au mur, sinon référez-vous à l'encadré (« Pour finir l'exercice »), p. 48.

Le fait d'avoir les jambes en l'air facilite le retour veineux, allège les jambes et demande au cœur un travail supplémentaire pour envoyer le sang jusqu'aux pieds, puisqu'il ne bénéficie plus du travail de la gravité. Voici donc quelques exercices savoureux pour vous assouplir sans effort, trouver de la légèreté et muscler votre cœur dans la détente !

Posture magique anti-jambes lourdes

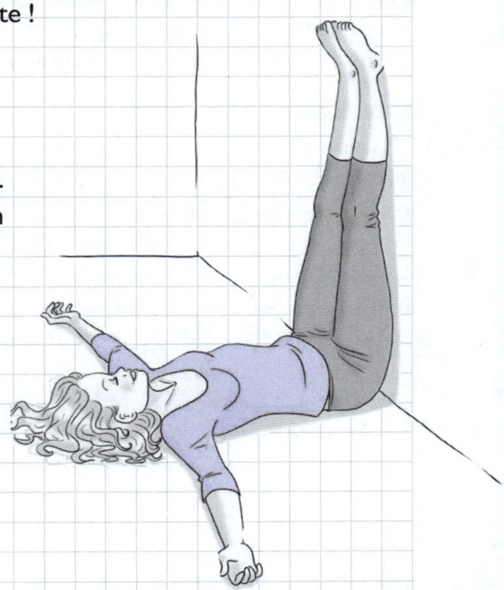

Cet exercice facilitant le retour veineux et la remise en circulation des stagnations sanguines dans les jambes, il est particulièrement recommandé aux personnes souffrant de sensation de « jambes lourdes » ou à celles qui passent des heures à piétiner pendant les soldes (ou à attendre ces dames !).

Comment faire ?

Position de départ : assis de côté, collé contre le mur.
Basculez de façon à placer votre dos au sol et vos jambes au mur.
Si vos jambes se plient à cause de vos ischio-jambiers trop tendus, placez un support sous votre bassin pour ouvrir l'angle entre votre buste et vos cuisses.
Placez ensuite les bras en croix.
Restez dans la posture 5 minutes.

Quand pratiquer ?

À tout moment de la journée, avec un ventre léger.
L'exercice est particulièrement recommandé après un long moment passé debout ou à la fin d'une chaude journée d'été.

Il est normal de sentir des fourmillements dans les jambes ou un afflux sanguin dans la tête, car le travail du cœur est modifié par la position. Cependant, si cela devient désagréable, cessez l'exercice.

Grand écart contre le mur, allongé sur le dos

Cet exercice ouvre le bassin et détend les muscles des jambes. Il encourage la confiance en soi et la douceur, calme la peur et la colère, et stimule les méridiens des reins et du foie. En ayant le dos au sol, cette position confortable assure le dos droit en laissant complètement la gravité travailler pour vous !

Comment faire ?

Position de départ : en angle droit contre un mur. Ouvrez simplement vos jambes et laissez la pesanteur travailler pour vous ! Mettez une main de chaque côté des cuisses pour les soutenir et installez-vous 5 minutes dans cette posture.

Quand pratiquer ?

À tout moment de la journée, avec un ventre léger.

Si vous ressentez une douleur au niveau du pli de l'aine, placez des supports sous vos jambes ou maintenez-les en pliant les coudes.

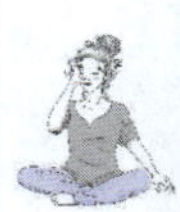

Position du papillon les jambes au mur

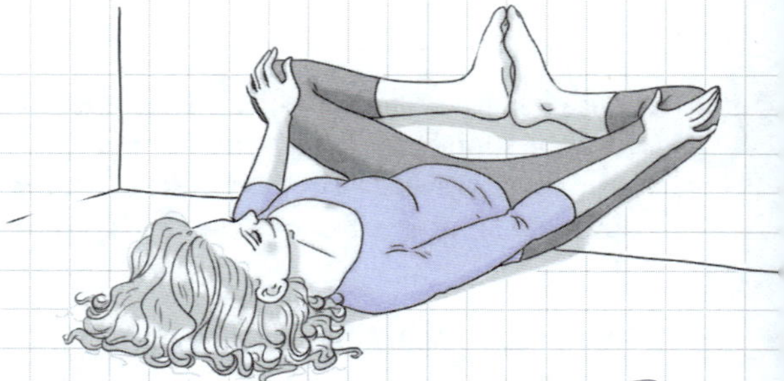

La position du papillon ouvre l'articulation coxo-fémorale. En la pratiquant avec les jambes au mur, elle détend le bas du dos et favorise la circulation du sang dans les membres inférieurs.

Comment faire ?

Position de départ : en position allongée sur le dos, les jambes en grand écart contre le mur, comme dans la position précédente.

Gardez la nuque bien allongée sur le sol et le dos le plus long possible, et pliez les genoux afin que vos plantes de pieds soient en contact. Tentez de rapprocher vos genoux du mur, puis détendez-vous dans la posture pendant 5 minutes.

> Si vous ressentez une douleur au niveau du pli de l'aine, placez des supports sous vos jambes ou maintenez-les avec vos mains en pliant les coudes.

Quand pratiquer ?

À tout moment de la journée, si vous sentez vos jambes lourdes.

Torsion au mur

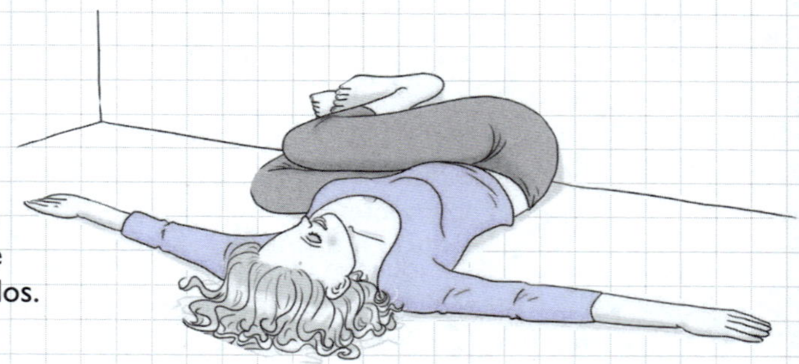

Les torsions massent les viscères, calment le système nerveux et essorent les muscles le long de la colonne vertébrale. Pratiquée contre un mur, cette position garantit le bon placement du dos.

Comment faire ?

Position de départ : reprenez la position magique anti-jambes lourdes, le dos au sol, les jambes allongées à la verticale contre le mur.

Pliez les genoux sur la poitrine en mettant les plantes de pieds à plat contre le mur.

Déposez la jambe droite, la cheville et le pied sur le sol en gardant les plantes de pieds contre le mur. La jambe gauche est posée sur la jambe droite. Restez dans cette position, en relâchant complètement vos tensions pendant 5 minutes. Ramenez vos genoux sur la poitrine et restez ainsi une minute avant de vous installer dans la torsion de l'autre côté.

> Si cette position est inconfortable pour votre dos, glissez un bras ou tout autre support sous les genoux.

Quand pratiquer ?

Adossé ou non à un mur, vous pratiquerez cet exercice en vous réveillant, ou bien avant de vous endormir sur votre lit, en respirant amplement ! Évitez de le pratiquer après le repas et demandez l'avis de votre médecin si vous avez des problèmes de vertèbres ou de disques.

> **Pour finir l'exercice**
> Ramenez les genoux sur la poitrine et roulez sur le côté dans la position du fœtus. Maintenez cette position 1 à 2 minutes, puis asseyez-vous lentement, dos au mur, et restez ainsi quelques minutes.

Chapitre 3

Je suis zen !

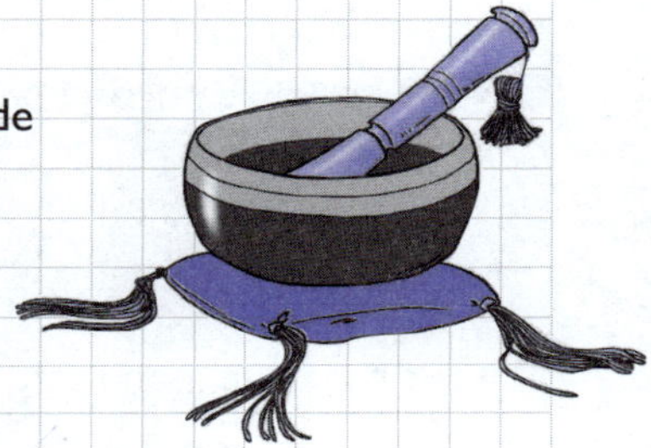

Vous vivez à 100 à l'heure, comme tout le monde, vous manquez de temps, comme tout le monde, et cela vous rend fou comme tout le monde ! Vous cherchez donc une solution… Eh bien, bonne nouvelle : vous l'avez en main !
L'activité du cerveau est hyper-stimulée par les informations sensorielles en tous genres : les innombrables stimulations sonores et visuelles (téléphone, télé, panneaux publicitaires, bruits de la ville…) mettent le cerveau en ébullition et créent une surchauffe ! Cette agitation est la cause du stress, de la dépression ou du burn-out ! Notre cerveau traite ces milliers d'informations comme une usine de tri : le lobe droit du cerveau réceptionne les informations sensorielles (vue, odorat, toucher, etc.), tandis que le lobe gauche les classe. La surstimulation du cerveau droit crée un déséquilibre entre les hémisphères, car le cerveau gauche n'a souvent pas la capacité de suivre le rythme pour les traiter !
Imaginez que vous êtes à la sortie d'un tapis roulant sur lequel des centaines d'objets vous arrivent et que vous devez les ranger dans une malle. Comment rester zen face à ce flot incessant d'objets, jour après jour ? Une seule solution : limiter la quantité d'objets à ranger et faire de la place, afin d'y voir plus clair et de reprendre les rênes de sa vie !

Dans ce chapitre, grâce à des exercices simples de méditation, vous allez pouvoir comprendre votre façon de « penser » et enfin calmer le rythme effréné de votre mental ! Au lieu de tout plaquer pour aller garder des moutons dans la Creuse, dites d'abord stop au stress ! Faites le point, asseyez-vous… On va débroussailler tout ça ensemble !

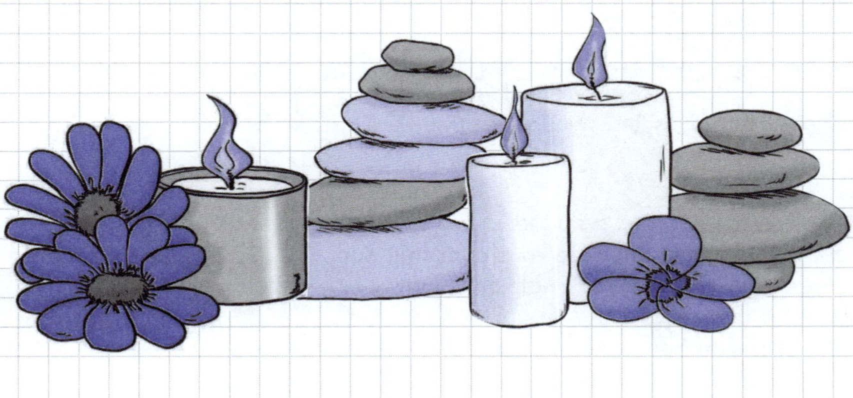

Test : alors, zen ou pas zen ?

Votre premier geste, le matin au saut du lit…

■ Vos lisez votre horoscope pour faire votre planning.

▲ Vous faites 3 respirations complètes en écoutant les oiseaux.

● Vous buvez un grand café.

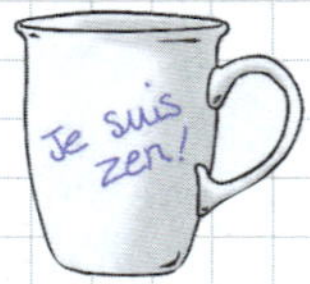

Vous bloquez votre carte bancaire en vous trompant de code…

▲ Vous vous demandez si vous avez vraiment besoin de ce que vous vouliez acheter.

● Vous faites une crise de nerfs devant le distributeur.

■ Vous appelez votre banque et faites les démarches nécessaires.

Pour vous détendre…

● Vous regardez une série TV.

■ Vous prenez votre *Cahier yoga* et déroulez votre tapis.

▲ Vous ouvrez un livre de citations au hasard et méditez sur votre phrase du jour.

On vous dit souvent que vous êtes trop…

■ Speed.

● Énervé.

▲ Dans la lune.

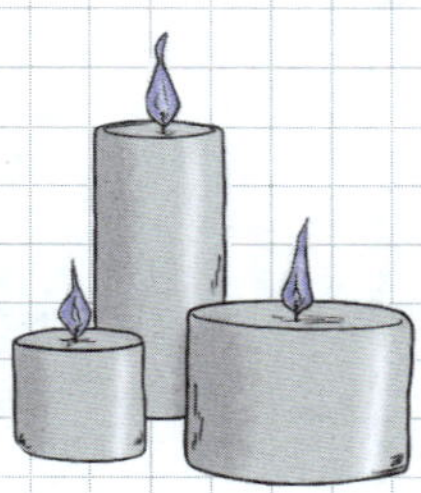

Une personne passe devant vous dans la queue du supermarché…

▲ Vous ne dites rien, après tout, vous n'êtes pas à deux minutes près !

● Vous faites un esclandre en prenant la caissière à témoin.

■ Vous reprenez votre place, en souriant.

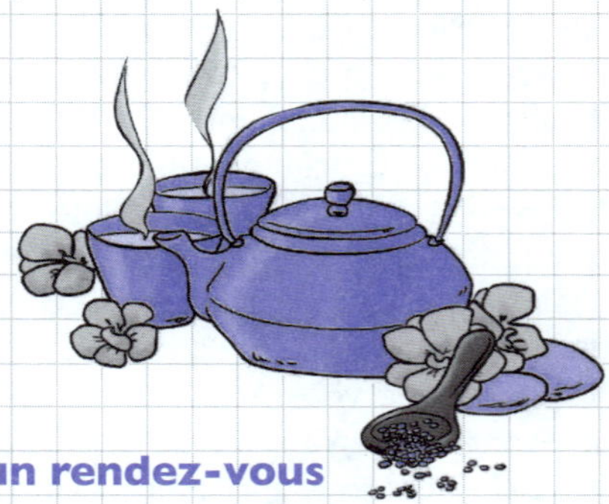

Avant un rendez-vous important…

■ Vous téléphonez à votre coach.

▲ Vous vous relaxez et visualisez le meilleur scénario possible.

● Vous évacuez votre stress en montant six étages en courant.

Pour vous, être zen, c'est…

● Bien pour les gens mous, qui se laissent faire !

▲ Vous ne savez pas trop en fait…

■ Le meilleur moyen d'être heureux sur terre.

Faites les comptes !

▲	■	●

Vous avez une majorité de ▲ : *vous êtes la zen attitude incarnée !*

Vous avez un tel recul que la plupart de choses qui vous arrivent glissent sur vous sans vous toucher. Vos capacités d'adaptation et votre patience font pâlir d'envie vos amis. Vous savez toujours voir les choses du bon côté et comprendre pourquoi elles arrivent, vous ne tentez pas de maîtriser les situations ou les gens, gardez toujours le sourire et faites ce qu'il y a à faire sans vous poser de questions ! Veillez cependant à garder votre libre arbitre et à ne pas perdre vos projets de vue à force de vous laisser porter par le flot ! Transmettez votre zen attitude et aidez vos amis à se calmer ! Utilisez votre *Cahier yoga* pour affirmer votre force d'action et acquérir encore plus de lucidité et de sagesse !

Vous avez une majorité de ■ : *vous êtes la maîtrise incarnée !*

Vous savez ce que vous voulez et vous vous organisez pour atteindre vos objectifs. Votre parole est ferme et rien ne vous arrête ! À tout problème, sa solution, vous êtes actif face aux surprises du quotidien et avez la maîtrise sur tout ! Vous êtes aussi du genre à vous décarcasser pour les autres ou à honorer un engagement quitte à en oublier de dormir ou de manger… Prenez soin de vous ! Vous êtes-vous déjà rendu compte que, même si vous cessez de tout contrôler, la terre ne s'arrêtera pas de tourner ? Allez, ouvrez votre *Cahier yoga* et… relaxez-vous, méditez, soyez zen cinq minutes ! Et faites confiance à la vie : les autres apprendront à s'en sortir par eux-mêmes !

Vous avez une majorité de ● : *débordé par vos émotions, vous êtes le Vésuve incarné !*

Vous sentez une grande puissance en vous et ça vous fait peur ! Vous refusez de vous regarder en face, du coup ça vous agite et vous épuise ! Votre problème, c'est que vous ne savez pas par quel bout commencer, vous subissez donc votre stress et ne trouvez pas de solution pour y remédier. Il arrive sans crier gare, accompagné de palpitations et de colère. Vous accusez la terre entière alors que le simple fait de vous « poser » un moment vous apaiserait. Rappelez-vous : tout est « énergie », la colère et le stress sont la manifestation d'une énergie qui ne sait pas au service de quoi se mettre. Elle tourne en rond et finit par exploser ! Posez-vous de vraies questions afin de donner du sens à vos actes et vous sentir à votre place ! Ouvrez votre *Cahier yoga* et pratiquez les exercices d'observation et de méditation avec soin.

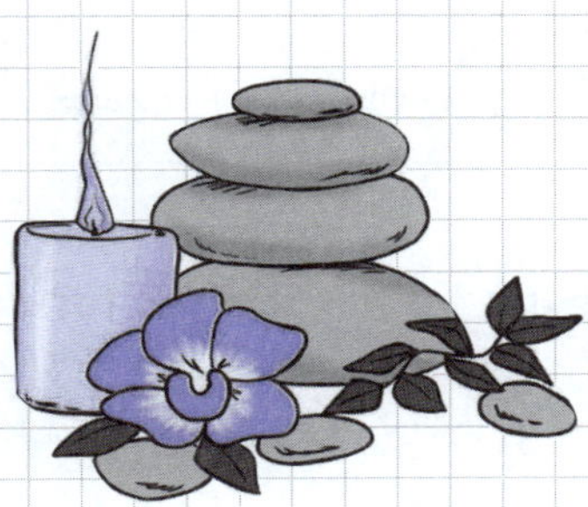

J'apprends à m'observer

L'observation de soi est un outil essentiel pour repérer la valse des pensées et des émotions, sans s'y attacher ! Pour la plupart d'entre nous, observer n'est pas une activité naturelle. Nous voyons ce qui nous entoure, mais nous ne prenons pas le temps d'observer les émotions que nous éprouvons. Le rythme de la vie actuelle est tellement rapide que rares sont les pauses au cours desquelles nous pouvons prendre un moment pour faire un bilan, réfléchir à notre comportement ou changer de position face aux événements. L'enchaînement incessant de nos activités entraîne des réactions rapides et souvent peu réfléchies, créant parfois des situations que nous n'aurions pas souhaitées.

Le premier pas vers la méditation dans le yoga est de prendre une position de recul, grâce à laquelle vos émotions et vos sentiments deviennent « conscients ». Une fois les mécanismes de votre pensée observés, vous pourrez détecter vos systèmes de croyance, les peurs et les traumatismes qui les génèrent et qui conditionnent vos réactions sans même que vous ayez le temps de vous en rendre compte. En mettant un éclairage sur ces réactions habituellement inconscientes, vous pourrez les éviter et ainsi laisser s'exprimer votre vérité profonde… Cette vérité qui palpite sous les souvenirs et qui ne demande qu'à se révéler.

2 exercices d'observation des pensées

« 5 minutes dans ma tête »

Prenez un stylo, asseyez-vous et notez toutes les pensées qui vous traversent pendant les cinq prochaines minutes.

Mes petits démons

Notez les 5 pensées négatives qui vous viennent le plus régulièrement à l'esprit, et baptisez-les pour les identifier lorsqu'elles arrivent : « Toi, je te reconnais, tu es Balthazar, mon démon numéro 1 : Je suis trop nul pour être aimé ! »
En reconnaissant les pensées négatives que vous entretenez inconsciemment, et en leur donnant un petit nom, il vous sera plus facile de prendre de la distance avec elles et de vous en libérer.

1re pensée négative : tu est TeraCelA mon pire ennemis -> mes TCA

2e pensée négative : tu est rafaelo mon deuxième ennemis -> le reflet de mon corps

3e pensée négative : tu est timeo qui est avec les autres -> Ma timidité

4e pensée négative : tu est depery je te hais -> Ma dépression

5e pensée négative : tu est sonoris va t'en -> Mes accouphène et mon mal de dos

Le corps, les émotions et le mental

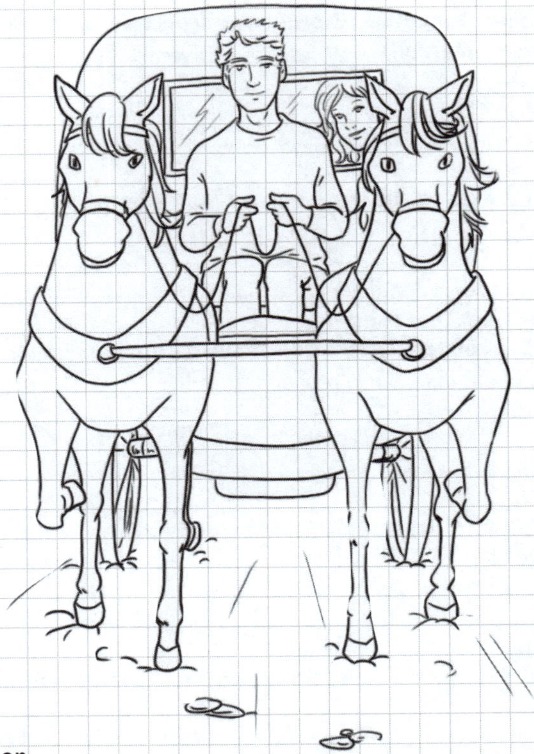

La parabole de la diligence

Cette célèbre parabole est tirée de la Katha Upanishad, texte ancien sacré indien qui vise à illustrer les relations entre le corps, les émotions et le mental.
L'image représente une diligence tirée par des chevaux : elle montre que nous avançons sur le chemin de notre vie, qui comporte des bosses, des trous ou des pierres, en utilisant un véhicule, qui est notre corps physique. La diligence est tirée par deux chevaux, symboles de nos émotions. L'un est de couleur blanche, symbole des représentations paternelles, et l'autre de couleur noire, représentant notre lignée maternelle. L'attelage est dirigé par un cocher, symbole du mental, qui tient les rênes et donne la direction. À l'intérieur de la diligence, le passager représente le guide intérieur, celui qui sait où il souhaite se rendre et qui choisit le chemin pour y parvenir.
La difficulté pourrait être que le cocher ne veuille pas écouter son intériorité, change de direction ou ne comprenne pas le choix de trajet proposé par son guide. Alors, c'est le conflit, qui oblige la diligence à s'arrêter pour que le cocher-mental et son passager-intérieur communiquent entre eux.

Si les chevaux sont livrés à eux-mêmes, ils risquent de laisser glisser la diligence dans des sillons creusés par le passage de précédents véhicules, sans s'en rendre compte. Ces ornières, symboles des systèmes parentaux ou des influences de l'éducation, représentent le risque de reproduction des schémas par mimétisme. Il est classique de reproduire les modèles reçus dans son enfance sans utiliser véritablement son libre arbitre. Sous des apparences de « normalité », nos réactions automatiques nous privent de notre liberté. Et une fois les roues de la diligence dans les ornières, il est plus difficile de sortir des rails que d'y rester !

Coloriez maintenant l'illustration en réfléchissant à chacun des symboles que vous allez mettre en couleurs. Au vu de cette parabole, notez ici une situation au cours de laquelle vous pensez avoir réagi « trop » vite…

....

....

Pour aller plus loin, précisez le déroulement de la situation, en utilisant l'allégorie de la diligence…

Sur la route *(expliquez le départ de la situation pendant laquelle vous n'avez pas été maître de votre réaction)*

....

....

La réaction du cocher *(notez le comportement que vous avez adopté)*

....

....

Les émotions des chevaux *(prenez un temps pour visualiser la scène, et sentez les émotions qui ont initié votre réaction)*

....

....

L'état de la diligence *(précisez ici ce qui se manifeste dans votre corps)*

....

....

Le message du passager *(complétez par la leçon que vous pouvez tirer de cette expérience)*

....

....

Je fais face au stress en méditant

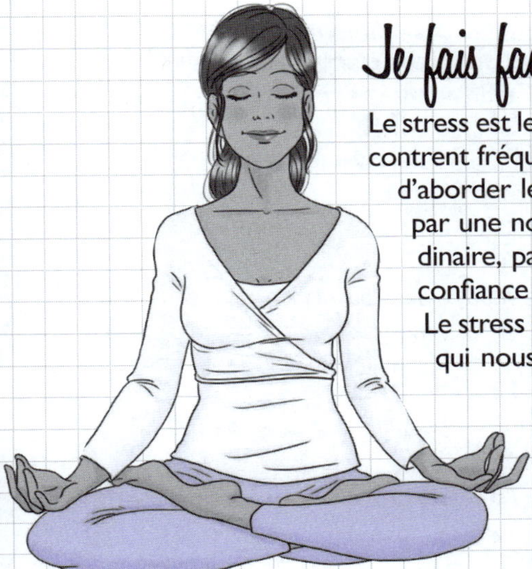

Le stress est le fléau de la vie actuelle, et les situations de burn-out se rencontrent fréquemment. La cause primaire du stress vient de notre façon d'aborder le changement, lors d'une modification de rythme entraîné par une nouvelle charge de travail ou un événement sortant de l'ordinaire, par exemple. Plus précisément, c'est de notre manque de confiance en notre capacité à faire face au changement dont il s'agit. Le stress se nourrit de projections et de croyances, et crée des peurs qui nous affaiblissent. Ces peurs nous limitent en modifiant notre perception, de nous-mêmes et du monde. La puissance de ces croyances est telle que notre mental les considère comme des vérités, et croit au positif et au négatif inhérent à toutes choses. Ainsi, l'expérience vécue est confondue avec l'expérience du monde, et la réalité objective est ramenée à la réalité subjective. L'individu perd finalement son libre arbitre, conditionné par des réactions réflexes non conscientes. C'est ce que le yoga appelle la « maya » : l'illusion. C'est le piège mental duquel le yoga tente de nous faire sortir, afin que nous puissions voir le monde tel qu'il est.

Comment poser un regard neutre sur les choses ?

Le but est de se libérer des mécanismes automatiques de jugement générés par notre mental (une naissance, c'est gai ; un décès, c'est triste ; un accident c'est grave ; quand il pleut, c'est moche…) tout comme des « croyances-certitudes » imposées par la société et l'éducation (réussir sa vie, c'est avoir un bon métier et gagner de l'argent ; s'épanouir dans sa vie sentimentale, c'est rester avec une personne toute sa vie ; réussir ses études, c'est mettre toutes les chances de son côté…). On s'offre ainsi une chance d'accéder à son être et de comprendre le sens réel de l'existence pour s'y positionner de façon plus juste.

Pour se déconditionner des croyances qui souvent forgent nos valeurs et notre identité, il faut d'abord accepter de poser un regard neutre sur les choses, s'entraîner à cesser de juger les événements comme « bons ou « mauvais », considérer que tout est important mais que rien n'est grave, et oser regarder le monde tel qu'il est…

Ce travail de déconditionnement se fait en prenant de la distance avec nos pensées et nos émotions. Grâce à des techniques d'observation des fluctuations du mental ou de visualisation, on commence à enlever les filtres pour installer un nouvel état en soi, l'équanimité, et y voir de plus en plus clair. C'est l'art de la méditation.

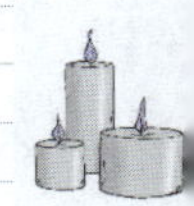

2 méditations pour se concentrer sur l'essentiel et retrouver le calme

Vous pouvez lire l'ensemble des indications concernant les exercices de méditation et pratiquer ensuite, ou bien vous enregistrer pour être guidé les yeux fermés.

« Bonjour maintenant ! » (10 minutes)

D'après une méditation de Fabrice Midal, fondateur de l'École occidentale de méditation.

L'attention est comme un rayon de lumière qui éclaire ce qu'il touche sans rien « vouloir ».

Cette méditation vise à poser un regard neutre et accueillant sur ce qui est, dans le moment présent.

Comment faire ?

Pour réaliser cet exercice, restez simplement là où vous êtes, comme vous êtes, votre livre dans les mains.
Commencez par observer votre corps, partie par partie ou tout entier, la position dans laquelle vous vous trouvez, vos tensions, vos sensations, sans jugement ni tentative de modification.
Puis entrez en relation avec ce qui se passe en vous, votre état, vos pensées.
Portez ensuite attention aux bruits de votre environnement, à la situation sonore qui vous entoure et à la qualité du silence.
Apportez attention à la qualité de la lumière qui vous environne et à la température de l'air, sans juger (« il fait trop chaud, trop sombre »...), simplement en observant ce qui est.
Pour finir, incluez toutes ces informations dans votre conscience en même temps : votre corps, votre état d'esprit et la qualité de l'atmosphère.
Prenez le temps de faire cet exercice tranquillement. Ceci est le premier instrument décisif pour comprendre ce qu'est la pratique de la méditation : accueillir et regarder avec attention et curiosité les choses telles qu'elles sont, sans chercher à les transformer ni à vous transformer.

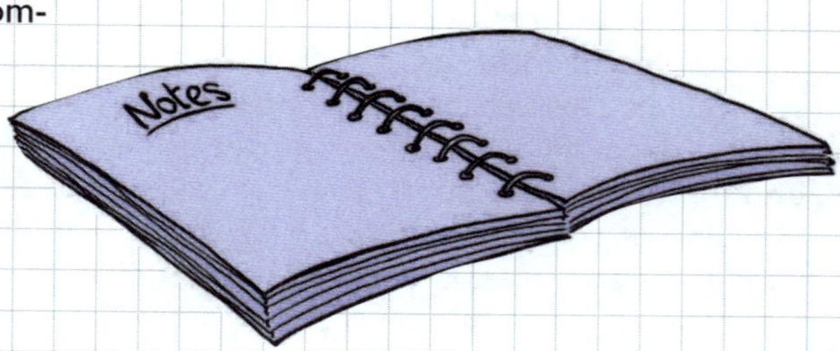

L'expérience de la montagne (15 minutes)

D'après une méditation de Jon Kabat Zinn, fondateur de la Clinique de réduction du stress et enseignant de la méditation de pleine conscience.

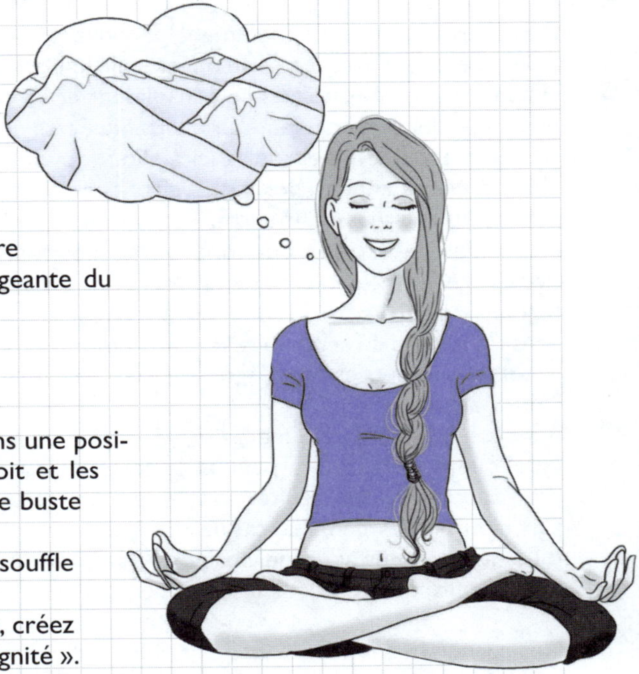

Cette méditation consiste à visualiser une montagne et à intégrer en soi ses qualités de force et de stabilité afin d'apprendre à demeurer intègre malgré la nature changeante du mental, du corps et du monde extérieur.

Comment faire ?

Pour réaliser cet exercice, installez-vous dans une position assise confortable et digne, le dos droit et les mains sur les genoux, votre base stable et le buste érigé.
Commencez par vous concentrer sur votre souffle sans tenter de modifier votre respiration.
Puis sentez votre corps stable et immobile, créez en vous un sentiment « d'intégrité et de dignité ».
Représentez-vous ensuite la montagne la plus belle que vous ayez jamais vue ou que vous puissiez imaginer.
Observez sa forme générale : la cime érigée dans le ciel, la base ancrée dans la croûte terrestre et les versants abrupts… Demeurez assis et respirez tranquillement, en visualisant l'image de cette montagne et en observant ses particularités.
Lorsque vous vous sentirez prêt, voyez si vous pouvez intégrer la montagne à votre propre corps, de sorte que vous et la montagne ne fassiez plus qu'un, et que vous partagiez la même nature massive, immobile et majestueuse.
Sentez votre tête comme le sommet de la montagne, votre bassin comme sa base et vos bras comme ses versants. À chaque respiration, sentez en vous la montagne qui respire, immobile et stable.

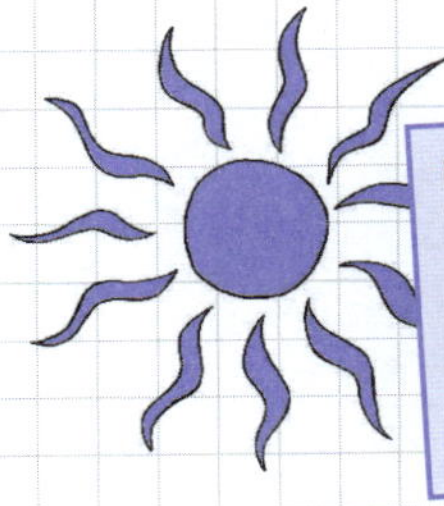

Bien que le soleil suive sa course, qu'il pleuve, qu'il vente ou qu'il neige, la montagne expérimente le changement à chaque instant en demeurant immuablement calme.
Les saisons changent l'apparence de la montagne, mais ni la neige ni les nuages n'affectent sa magnificence. Quelle que soit son apparence, elle reste elle-même, enracinée, insensible au monde des apparences et à ce qui se passe en surface.
Puissions-nous intégrer ces qualités à travers cette pratique méditative !

Quels effets a la méditation sur mon cerveau ?

Des scientifiques ont récemment découvert que le cerveau modifie de lui-même ses structures selon les sollicitations qu'il reçoit : les circuits fréquemment utilisés se consolident et se développent, alors que ceux qui servent peu s'amenuisent. Cette souplesse du cerveau est appelée « neuroplasticité » ou « plasticité cérébrale ».
Ces dernières années, des recherches conduites sur de grands méditants ont réussi à montrer un haut niveau d'activité dans les parties du cerveau qui contribuent à former les émotions régénérantes – comme le bonheur, l'enthousiasme, la joie et la maîtrise de soi – et une baisse de l'activité dans les parties du cerveau reliées aux émotions pesantes – comme la dépression, l'égocentrisme, la tristesse ou l'insatisfaction.
Il a aussi été constaté une baisse d'activité de la zone cérébrale déclenchant la peur et la colère ; ainsi qu'un développement des facultés à atteindre un état de paix intérieure – même en cas de circonstances perturbantes – et une aptitude inhabituelle à l'empathie et à l'écoute des émotions d'autres personnes.

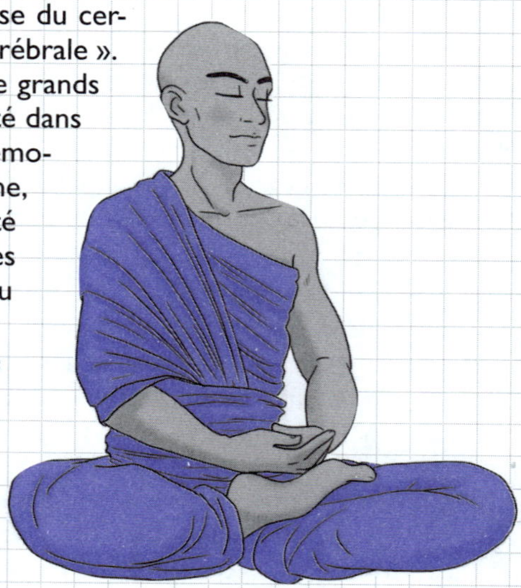

Ces recherches portant sur de grands méditants ont conduit à réaliser une autre étude sur des individus novices, et ont démontré les effets rapides et durables de la méditation.
Ces personnes ont dû suivre des cours de méditation sur une durée de 8 semaines. Même avec un entraînement aussi court dans le temps, les chercheurs ont pu constater une modification dans le fonctionnement de la zone de leur cerveau associée au traitement des émotions telles que la peur, l'aversion et l'anxiété. Les candidats se sont révélés émotionnellement « moins sensibles » aux stimulations de leur environnement.
Ces travaux, publiés sous le titre « Mindfulness practice leads to increase in regional brain gray matter density » (revue *Psychiatry Research,* 2011), avaient également démontré une augmentation de la production de matière grise dans la zone du cerveau concernant les mécanismes de la mémoire, de la conscience de soi, du sentiment de compassion et de l'introspection.

Chapitre 4

Je développe la « yogique » attitude

Le yoga étant l'art de mettre de la conscience sur les choses, il touche tous les aspects de notre vie ! De nos pensées à notre consommation, de notre mode de communication à la décoration de notre habitation, le yoga fourre son nez partout ! Ouvrez les yeux sur tous les détails de votre quotidien !

Moi et mon corps

Pourquoi et comment s'écouter, se respecter, s'aimer et prendre soin de soi ? Notre corps est notre moyen de transport et d'action dans le monde, et, bien que la science ait des moyens très performants pour « réparer » nos erreurs, un corps en bonne santé reste la meilleure garantie pour rester autonome durablement !

Les conditions de vie actuelles sont relativement peu adaptées au maintien de la santé car elles ne tiennent pas compte des rythmes naturels du corps. L'animal-humain, fort de sa capacité à penser et à créer, s'est expatrié dans des régions non propices à son développement en créant de nouveaux rythmes loin de ses besoins naturels. C'est ce qu'on appelle l'« évolution » ou la « civilisation »... Mais pour le yoga, c'est la « maya » : le monde des apparences et de l'illusion. Notre « adaptation » actuelle allant à l'encontre de la logique de la vie, cela nous mène à la fin d'un système, puisqu'il ne se régénère pas de lui-même. Le yoga appelle cette période *kali yuga* : l'« âge de fer ». C'est un cycle qui se reproduit tous les 26 000 ans et qui précède un changement radical de la civilisation.

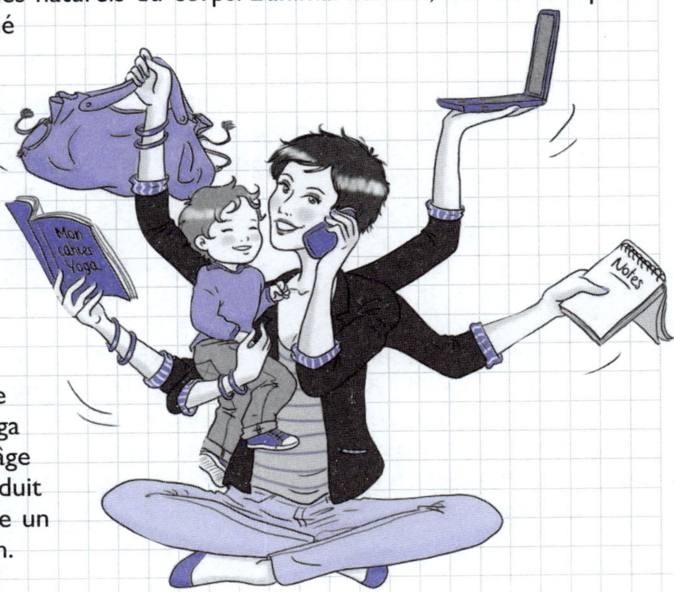

Bien que nous n'ayons pas l'intention de recréer les conditions de vie de nos ancêtres les hommes des cavernes, de nombreuses études révèlent aujourd'hui l'aspect nocif de certaines inventions contemporaines. Alors, comment se protéger et épargner notre environnement sans se couper de la civilisation ?

Les ondes

Difficile aujourd'hui de ne pas être en contact avec les ondes de la wifi ou du téléphone ! Pour vous épargner un peu, dès que vous ne vous en servez plus, prenez soin d'éteindre votre téléphone. Pensez aussi à l'endroit où vous le glissez : évitez les poches de pantalon, trop proches des organes sensibles, et les poches de chemise, trop proches du cœur…

Les produits ménagers toxiques

Ils sont généralement toxiques et allergisants. Évitez simplement de les utiliser ! Préférez les produits éco-labellisés ou biologiques, ou pensez aux solutions alternatives (vinaigre blanc, argile, savon de Marseille…).

Les pesticides dans les aliments

Les pesticides et autres manipulations génétiques de l'agriculture intensive ont des effets dégénérescents dangereux pour l'organisme. Choisissez des aliments dont vous connaissez l'origine, le moins traités et transformés possible, évitez les fruits et les légumes provenant des pays dont les modes de culture sont intensifs (même bio !). Lisez les étiquettes ! Ne vous empoisonnez pas sous prétexte d'un bon goût, d'un aspect pratique ou d'un prix attrayant…

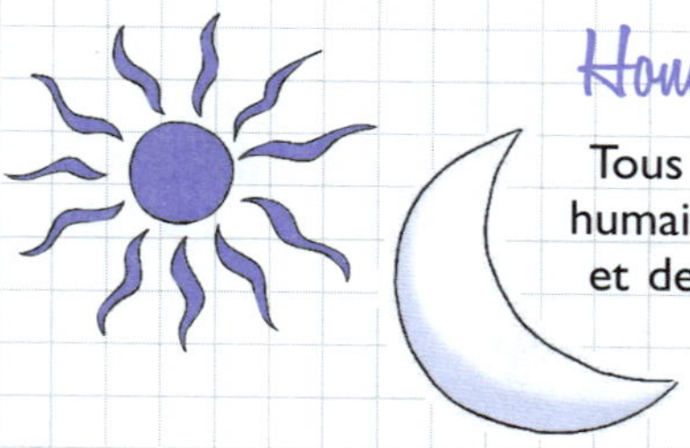

Honorer le rythme des saisons

Tous les animaux s'adaptent aux saisons qui passent… L'animal humain, été comme hiver, conserve les mêmes horaires de travail et de sommeil. Naturellement, c'est une aberration ! Prenez au moins soin d'écouter vos besoins en sommeil et en alimentation (voir le chapitre sur l'ayurvéda).

Respecter le jour et la nuit

Avec le confort que procurent l'électricité et l'éclairage permanent des villes, notre cerveau est totalement déconnecté du rythme solaire. Essayez d'y être attentif ! Il ne s'agit pas de vous coucher avec les poules ni de vous couper de vos relations sociales, mais simplement de ne pas nier les rythmes qui régissent tout ce qui est vivant, en dépassant vos propres limites !

Astuce : une fois, de temps en temps, offrez-vous une journée ou une soirée sans électricité !

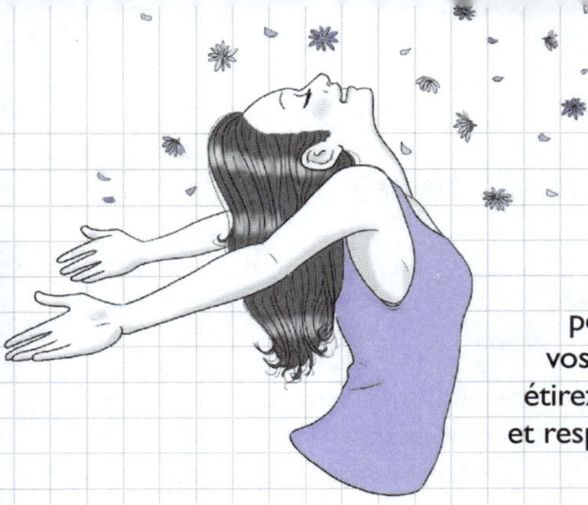

Mettre son corps en mouvement

Notre corps est fait d'environs 200 os, 700 muscles, 13 articulations, 2 mains et 2 pieds, 20 doigts… Tout ça pour rester assis des heures sur une chaise ? Laissez donc vos articulations faire leur travail et vos muscles aussi : bougez, étirez-vous, transpirez régulièrement, sentez votre cœur battre et respirez à plein poumons ! Votre corps vous le rendra !

Moi et les autres

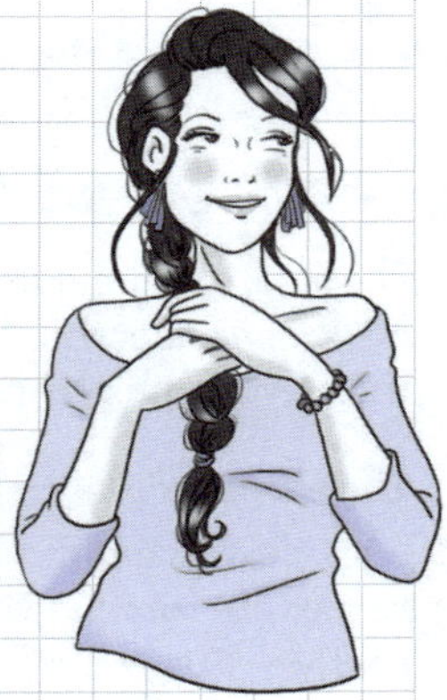

L'ego

Les hommes développent dès l'enfance une conscience du « je », que le yoga nomme « ahamkara », l'ego. Dans la langue française, ce mot est teinté d'une connotation négative, tandis que dans la pensée indienne, il s'agit simplement de l'identification au soi individuel ou personnel. À travers la construction de l'ego s'inscrit très tôt un principe de rareté conditionnant nos rapports aux choses et aux autres. En effet, le fait de « devoir » aimer ses enfants, ses parents et les membres de sa famille plus que les autres crée un principe de « rareté affective » qui semble être la cause de la peur du manque (« je ne peux recevoir de l'amour que de certaines personnes ») inscrite dans l'inconscient de la plupart d'entre nous. Pour pallier cette crainte du vide affectif, nous compensons avec du matériel. Qui ne s'est pas ruiné, un jour de cafard, dans des achats compulsifs ?

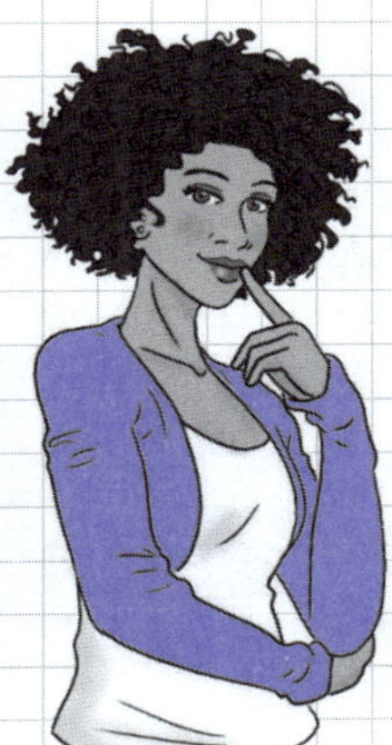

Les relations

Un monde qui donne de la valeur à ce qui est « rare » engendre chez les humains le besoin de se démarquer pour être reconnu. Certains tentent de « posséder » des biens ou des personnes (une belle voiture ou une belle épouse) pour se sentir exister, d'autres portent des masques et se créent des personnalités factices pour cacher « qui ils sont vraiment », de peur de ne pas être assez bien pour être aimés.

Pour arriver à une certaine vérité relationnelle, quelques règles d'or permettent d'éviter les conflits issus de banales incompréhensions ou de stupides quiproquos… Et si nous prenions nos relations en main afin de nous offrir plus de confort et de vérité ?

Le yoga des mots : 7 clés pour des relations en or !

Première clé : dire « je »

Voilà un exercice enrichissant à mettre en place en famille, en réunion ou entre amis. Tentez, dans vos échanges avec les autres, de dire « je » lorsque vous parlez de vous. Utilisez « tu » ou « vous » lorsque vous vous adressez à la ou aux personnes en face de vous. Choisissez les mots justes et notez à quoi vous sert l'utilisation de l'expression « les gens » ou du pronom neutre « on », souvent désengageant ou accusateur.

Deuxième clé : écouter

Écoutez tout ce que votre interlocuteur souhaite vous dire avant de lui répondre, et évitez de lui couper la parole ! De même, exprimez votre désaccord lorsque quelqu'un vous interrompt. Faites-vous respecter !

Exercice : l'écoute active

Lors de votre prochaine conversation, prenez soin de faire taire la petite voix à l'intérieur de votre tête lorsque votre interlocuteur vous parle ; adoptez une attitude d'écoute active et non passive, dirigez franchement votre attention vers l'autre et non sur vos propres réactions.

Notez ensuite vos impressions : ....
....
....
....

Troisième clé : tourner 7 fois sa langue dans sa bouche

Eh oui, elles n'ont pas tort nos grands-mères ! Prenez un temps pour sentir ce qui se passe en vous lorsque vous vous apprêtez à réagir trop vite. Cela vous permettra d'éviter de parler sous le coup de l'émotion. Et lorsque vous souhaitez prendre la parole, demandez-vous : est-ce nécessaire ? Est-ce constructif ? Un vieil adage dit : « N'ouvre la bouche que si cela apporte quelque chose ! »

Exercice : montre en main !

Lors d'une prochaine conversation entre amis, attendez systématiquement 10 secondes avant de répondre à vos interlocuteurs.

Notez ensuite vos impressions : ....

....

....

....

Quatrième clé : bas les masques !

Dans vos interactions avec les autres, soyez objectif ! Affirmez-vous tel que vous êtes face aux autres en étant « authentique » plutôt que poli ou gentil ! Cessez de faire ou de dire des choses « pour plaire » aux autres. Respectez qui vous êtes !

Exercice : action ou vérité ?

Réfléchissez aux événements de votre journée, puis remplissez le tableau ci-dessous.

Situation pendant laquelle je me suis comporté de façon « politiquement correcte »	Comment je me suis senti pendant cette expérience	Comment je me sens par rapport à cette position maintenant	Quel aurait pu être ma position si j'avais été « authentique »	Imaginez le scénario parfait qui aurait pu se dérouler

Cinquième clé : la bienveillance

Pour entrer dans une relation vraie avec les autres sans crainte du rejet, il est nécessaire d'installer un climat de bienveillance. C'est le principe de s'accepter soi tel que l'on est et d'accepter l'autre tel qu'il est, sans rien juger, dans une attitude fraternelle et amicale. Dans un monde bienveillant, la peur de ne pas plaire n'existerait pas, et nous n'aurions aucune raison de mentir. Mentir, c'est cacher qui on est, de peur de ne plus être accepté tel qu'on est… Qui trahit-on finalement dans le mensonge ?

Réalisez sur papier le dessin d'une personne qui vous a énervé ou blessé récemment.
Dessinez autour d'elle des petits cœurs et des symboles de bienveillance en pensant à ses qualités, à ses propres blessures et à ce qu'elle vous apprend de vous-même.

Sixième clé : miroir, mon beau miroir

Très souvent, ce qui vous agace chez les autres est le reflet d'une partie de vous-même que vous ne voulez pas voir… Face à cette émotion, prenez un temps pour reconnaître cette partie de vous et prenez du recul ! Le monde prend l'apparence du regard que l'on pose sur lui ! Ne trouvez-vous pas que les gens que vous aimez sont beaux ? Votre bonne humeur n'est-elle pas souvent garante d'une journée qui se passe bien ?

Septième clé : lâchez prise !

Lâcher prise veut simplement dire « arrêter de vous cramponner à ce que vous ne pouvez pas changer (les gens, le temps, le passé…), observer le déroulement de la vie comme une pièce de théâtre, où tout serait écrit pour que les situations s'enchaînent ».
Dans le yoga, cette loi de la vie, le lien de cause à effet, s'appelle la « loi du karma ». Une expérience malheureuse nous permet d'accéder à une nouvelle connaissance… et une expérience heureuse aussi ! Le lâcher-prise consiste à n'être ni pour ni contre ce qui nous arrive ! Il s'agit au contraire de regarder les événements de la vie défiler tel un parcours d'initiations qui nous permet de grandir jour après jour…

Petit exercice de lâcher-prise

Partez en balade les yeux bandés avec une personne de confiance. Donnez-lui la main et laissez-vous guider en silence. Notez au cours de cet exercice, le temps qu'il vous faut pour vous sentir en confiance, toutes les sensations, les peurs et les tensions qui vous traversent… Tentez de rentrer pleinement dans l'expérience et d'y prendre plaisir !

Histoire de la petite âme qui voulait s'incarner

C'est l'histoire d'une petite âme, au pays des âmes, qui voulait s'incarner.
Pourtant, ses amies la mettaient en garde : « Tu sais, en bas, il y a de sentiments encombrants, tu auras un corps lourd et tu connaîtras des exercices difficiles… »
Mais rien n'y faisait : la petite âme, curieuse, insistait…
Alors, on lui accorda le privilège de l'incarnation.
Pour ce faire, elle dut choisir une expérience à mener lors de son incarnation. Elle opta pour comprendre le pardon et en faire l'expérience. Ainsi, on décida de l'envoyer sur terre et de prendre corps pour faire l'expérience du pardon. Avant son départ, elle fut rejointe par une autre petite âme qu'elle ne connaissait pas.
– Que fais-tu là ? lui demanda la première petite âme.
– Je t'accompagne, répondit la seconde.
– Ah ? Pourquoi ?
– Parce que tu ne peux pas faire l'expérience du pardon seule !
– Oh… Mais pourquoi fais-tu cela ?
– Parce que je t'aime !
Fermez ce cahier et restez en silence un moment à réfléchir à cette histoire avant de continuer vos activités !

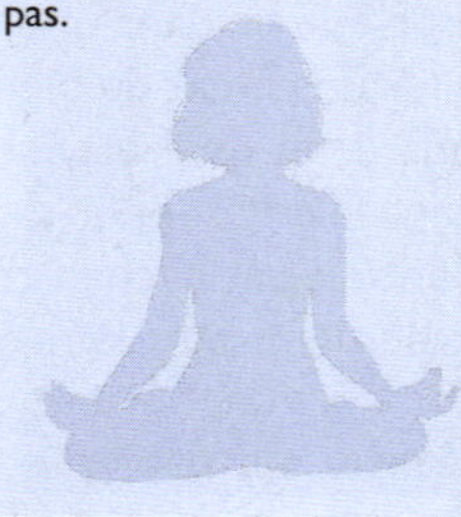

Je cultive la pensée positive

S'entraîner et rechercher le plaisir tout le temps !

Les recherches neuroscientifiques ayant démontré la plasticité cérébrale du cerveau, nous savons maintenant que plus nous alimentons nos pensées d'une certaine manière, plus les chemins neuronaux sont irrigués de cette manière, c'est-à-dire qu'en cultivant activement un regard positif sur les choses, il est possible de créer soi-même sa bonne humeur !

Listez ci-dessous tout qui vous met de bonne humeur et les petits plaisirs du quotidien qui vous font du bien :

passer du temps avec ma famille.
profiter du soleil.
la Zumba
passer du temps avec Anthony.

1 kif par jour... seulement pour vous !

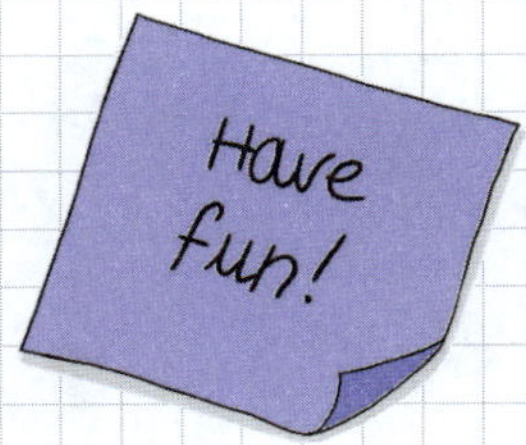

Voici quelques idées pour agrémenter vos journées et apporter un peu de joie dans votre vie.

Prenez le temps de pratiquer votre yoga, envers et contre tout

Organisez votre emploi du temps en y insérant du temps pour vous, et respectez ce temps quoi qu'il se passe !

Le bain royal

De temps en temps, prenez un bain et jouez les Cléopâtre en installant des bougies dans votre salle de bains, de l'encens, des pétales de rose et de la musique !

Delicatessen

Prenez une minute pour vous faire une jolie assiette, disposez les aliments dans vos plats ou sur votre table comme une œuvre d'art !

Offrez-vous le meilleur !

Craquez, faites-vous plaisir ! De temps en temps, achetez-vous le meilleur et pas le moins cher !

Faites l'école buissonnière

Fuguez, évadez-vous ! Prenez l'habitude de l'extraordinaire ! Allez dans un musée, à l'opéra ou faire un tour de bateau-mouche… Jouez les touristes dans votre ville !

Sortez la panoplie !

Osez chapeaux, bijoux et autres excentricités ! Pourquoi rester discret et dans la norme… Imaginez un monde où tout le monde s'autoriserait robes à froufrous, chignons de duchesse ou costumes de prince… Ne serait-ce pas plus gai ? Osez l'originalité ! Valorisez-vous !

Faites des « boum » !

Dansez ! Écoutez votre musique préférée à fond, chantez sous la douche, regardez-vous dans le miroir, faites-vous beau ! Osez !

Le grand secret

Cherchez le plaisir partout ! Habituez-vous à poser un regard positif sur les choses, à regarder ce qu'il y a d'agréable ou de joli autour de vous ou chez les gens qui vous entourent ! Nourrissez-vous de la beauté du monde !

Le jour où je me suis aimé pour de vrai… par Charlie Chaplin

Le jour où je me suis aimé pour de vrai, j'ai compris qu'en toutes circonstances, j'étais à la bonne place, au bon moment. Et alors, j'ai pu me relaxer.
Aujourd'hui, je sais que ça s'appelle estime de soi.
Le jour où je me suis aimé pour de vrai, j'ai pu percevoir que mon anxiété et ma souffrance émotionnelle n'étaient rien d'autre qu'un signal lorsque je vais à l'encontre de mes convictions.
Aujourd'hui, je sais que ça s'appelle authenticité.
Le jour où je me suis aimé pour de vrai, j'ai cessé de vouloir une vie différente, et j'ai commencé à voir que tout ce qui m'arrive contribue à ma croissance personnelle.
Aujourd'hui, je sais que ça s'appelle maturité.
Le jour où je me suis aimé pour de vrai, j'ai commencé à percevoir l'abus dans le fait de forcer une situation ou une personne dans le seul but d'obtenir ce que je veux, sachant très bien que ni la personne ni moi-même ne sommes prêts, et que ce n'est pas le moment.
Aujourd'hui, je sais que ça s'appelle respect.
Le jour où je me suis aimé pour de vrai, j'ai commencé à me libérer de tout ce qui ne m'était pas salutaire : personnes, situations, tout ce qui abaissait mon énergie.
Au début, ma raison appelait ça de l'égoïsme.
Aujourd'hui, je sais que ça s'appelle amour-propre.
Le jour où je me suis aimé pour de vrai, j'ai cessé d'avoir peur du temps libre et j'ai arrêté de faire de grands plans.
Aujourd'hui, je fais ce qui est correct, ce que j'aime, quand ça me plaît et à mon rythme.
Aujourd'hui, j'appelle ça simplicité.
Le jour où je me suis aimé pour de vrai, j'ai cessé de chercher à toujours avoir raison, et je me suis rendu compte de toutes les fois où je m'étais trompé.
Aujourd'hui, j'ai découvert l'humilité.
Le jour où je me suis aimé pour de vrai, j'ai cessé de revivre le passé et de me préoccuper de l'avenir.
Aujourd'hui, je vis au présent, là où toute la vie se passe.
Aujourd'hui, je vis une seule journée à la fois, et ça s'appelle plénitude.
Le jour où je me suis aimé pour de vrai, j'ai compris que ma tête pouvait me tromper et me décevoir.
Mais si je la mets au service de mon cœur,
elle devient un allié très précieux.

Je vis ici et maintenant

Hier, c'est passé, et demain, c'est quand ?

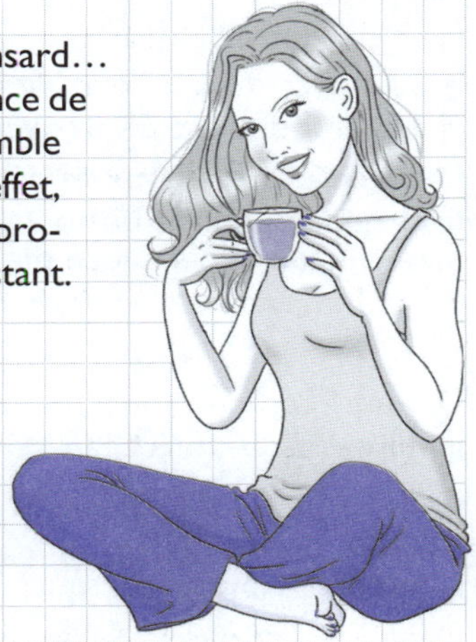

« Cueillez dès aujourd'hui les roses de la vie », disait déjà Ronsard… tandis que les bouddhistes nous parlent aujourd'hui de l'importance de la « pleine conscience ». L'art de vivre dans l'instant présent semble être une préoccupation de longue date pour l'être humain. En effet, notre mental voyage sans cesse, de nos souvenirs passés à nos projections dans le futur, en oubliant parfois de se déposer dans l'instant.

Le premier grand pas : abolissez l'utilisation du conditionnel passé !

À partir de maintenant, éradiquez cette conjugaison de votre vocabulaire ! Vous ne pourrez pas changer le passé, à quoi bon cultiver les regrets et les reproches ? Oubliez les « Si j'avais su, j'aurais fait ceci ou cela », et autres « Tu aurais dû me le dire avant ! »…

Ici et maintenant, mode d'emploi

J'ai dix ans !

L'enfant est un exemple merveilleux du plongeon dans l'instant. Il ne pense pas à ce qui lui est arrivé hier ou à ce qu'il fera demain. S'il joue à être Superman ou à combattre les méchants, rien d'autre n'existe pour lui. Si quelque chose l'énerve, rien d'autre au monde n'a plus d'importance, mais après une colère ou des larmes, il revient rapidement à son état normal, sans rancune. Puisque nous avons tous été des enfants, il est possible de rappeler en soi cet état !

Rappelez-vous d'un moment où vous vous étiez totalement concentré dans une tâche, un moment où le monde a disparu autour de vous, ou vous avez été pleinement disponible à ce que vous faisiez. Notez-le ci-dessous, et tentez de reproduire cet état le plus souvent possible !

....

....

....

Les secrets pour devenir un vrai yogi

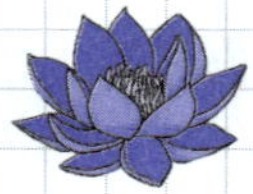

Ma tête, mon cœur et… mon corps !

Pour entrer dans un état de yoga permanent, il faudrait être conscient de chaque instant. Le plus grand défi est de trouver la juste distance entre détachement et empathie, entre pleine conscience et lâcher-prise, entre force et souplesse. Le chemin du yoga est une aventure. Elle transforme la vie. Il est des jours où le yogi regrette amèrement de s'être engagé sur cette voie, mais une fois le pied posé sur la route, il est trop tard… Ne résistez pas et laissez-vous porter par le flot, entourez-vous de ceux qui vous comprennent et prenez soin d'embellir votre vie !

Mon yoga comme une cérémonie

Le principe du yoga postural réside dans le fait que la pratique physique entre en résonance avec les autres aspects de notre vie. Autrement dit, on peut observer ses mécanismes dans sa façon de pratiquer « sur le tapis », et ainsi intervenir dessus. Bien que le yoga puisse servir d'entretien corporel ou de thérapie douce, à certains moments, il peut prendre une véritable dimension spirituelle, car il permet de s'ouvrir à des espaces de conscience non ordinaires.

Où pratiquer ?

Si vous voyez le yoga comme un état de pleine conscience, alors pratiquez partout et tout le temps, dès que vous y pensez !
S'il s'agit de votre pratique sur le tapis, choisissez une pièce aérée et propre. Choisissez des vêtements confortables et un tapis antidérapant non toxique.

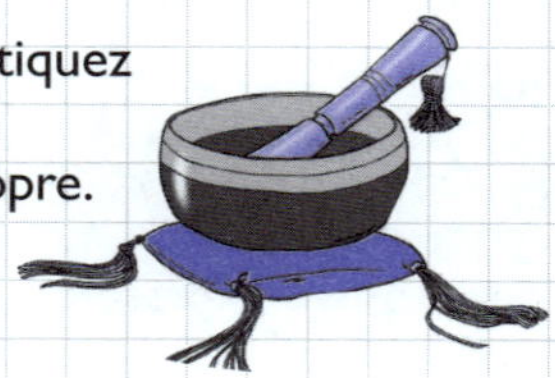

Je crée mon espace et ma mise en scène

Pratiquez votre yoga comme une cérémonie ! Prenez le temps de ranger et d'installer votre espace, pour que ça soit beau ! Vous pouvez utiliser la sauge et la lavande comme désinfectants énergétiques du lieu où vous pratiquerez. Brûlez des feuilles de sauge séchées et aérez ensuite, ou bien utilisez quelques gouttes d'huile essentielle de lavande dans un diffuseur pour rendre votre lieu de pratique agréable.
Vous pouvez aussi pratiquer votre yoga en musique. Dans les cours, les professeurs utilisent souvent de la musique traditionnelle indienne (appelée « raga ») ou des chants répétitifs (appelés « mantras »), qui sont un bon support aux mouvements spontanés. Faire du yoga en extérieur est également très agréable. Traditionnellement, les postures de yoga se pratiquent face à l'est, au lever du soleil.

Chapitre 5

À table les yogis !

L'alimentation selon la médecine ayurvédique

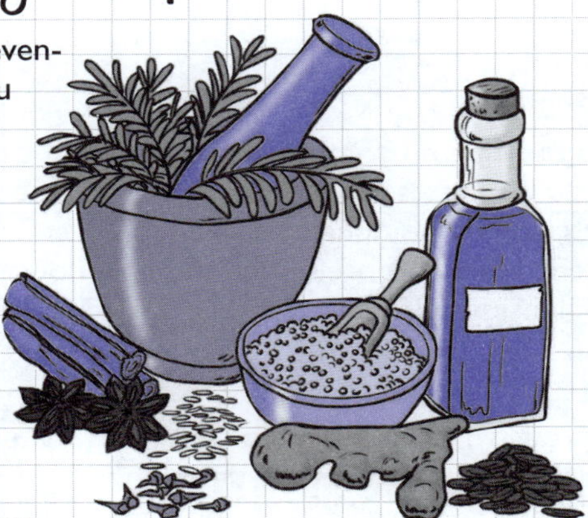

La médecine ayurvédique est une médecine préventive qui vise à maintenir en bonne santé l'individu en bonne santé ! Selon l'ayurveda, chaque personne devrait consulter un médecin régulièrement, même lorsque tout va bien, afin d'être accompagnée tout au long de sa vie en suivant ses recommandations au fil des saisons sur l'alimentation, le sommeil ou les pratiques de yoga. L'ayurveda considère le corps tout autant que le mental. Ainsi, pour rester « en santé », la digestion doit se faire correctement, la vue doit être bonne, l'esprit vif, le mental stable et joyeux, et l'âme dans un état de conscience supérieur.

Les 5 éléments et les 3 doshas

Le grand principe de l'ayurveda repose sur le jeu d'équilibre des 5 éléments : la terre, l'eau, le feu, l'air et l'éther. Ces 5 éléments sont associés en binômes afin de devenir les trois « doshas ». D'une part, chaque individu a une constitution de naissance, individuelle, unique et pratiquement inchangeable. Ensuite, « tout est nourriture » dit l'ayurvéda. L'équilibre des éléments en soi est en perpétuel mouvement, influencé par tout ce qui est ingéré ou vécu. C'est sur cet équilibre que joue l'ayurvéda. Par exemple, une journée au soleil amplifiera la quantité de feu en soi ; ainsi, pour retrouver l'équilibre, il faudra calmer le feu. Un individu qui aura beaucoup de feu dans sa constitution de naissance sera plus sensible au feu que les autres !

Déterminez votre constitution !

Dans le questionnaire ci-dessous, cochez les cases qui vous définissent le mieux aujourd'hui, puis comptabilisez vos croix et reportez-vous à l'explication de votre dosha dominant !

	VATA		PITTA		KAPHA	
Corps	Mince à maigre, svelte, allongé		Moyen, harmonieux		Plutôt rond, imposant, bien développé	√
Température	A souvent froid		A souvent chaud		Se sent généralement bien	
Mouvements	Rapides, parfois non maîtrisés, tendance à se cogner ou à tomber	√	Toniques, maîtrisés, forts, puissants		Lents, économisés, tendance à la léthargie	
Maux courants	Douleurs		Inflammations		Encombrements	√
Appétit	Variable et irrégulier		Régulier et bon appétit	√	Régulier, lent, chaque bouchée est appréciée	
Goûts	Aime les aliments crus, froids, amers		Aime le salé, l'acide, l'astringent		Aime le sucré, les laitages, les graisses	√
État mental	Très actif, difficulté à trouver le calme	√	Intelligent, rapide, tendance agressive		Calme et lent, tendance à la léthargie	
Émotions	Peur, insécurité, angoisses	√	Jalousie, irritabilité, agressivité		Inertie, attachement, calme, sérénité	
Implication	Change d'avis régulièrement	√	Très décidé, tendance au fanatisme		Stable et fidèle	
Mémoire	Médiocre ; mauvaise notion du temps	√	Vive ; comprend, retient et oublie vite		Met du temps à apprendre et à comprendre ; n'oublie pas	
Sommeil	Léger, interrompu, tendance insomniaque	√	Réparateur, modéré		Lourd ; aime dormir	
Rêves sur l'oreiller	Courses, fuites, sauts, mouvements aériens, liberté	√	Combats, affronts, violence, défense, affirmation de soi		Ondes, océans, rivières, mouvements d'eau, romance	
Rapport à l'argent	Dépensier ; se laisse aller aux dépenses inutiles		Dépenses modérées, mais attirance vers le luxe		Économe, bon gestionnaire, dépenses majoritairement « utiles »	√
Humeur	Stress	√	Vivacité, joie		Apaisement, calme	
Énergie	Nervosité	√	Motivation		Endurance	

Si vous avez une majorité de « vata »

Votre dosha dominant est l'alliance de l'air et de l'éther, deux éléments légers et instables. Vata représente le mouvement, la rapidité, la capacité de changement et de rebondissement. Le déséquilibre de ce dosha agite l'individu.
Vos mots d'ordre : vous réchauffer, vous stabiliser, sentir votre corps plus « dense »...

5 conseils pour équilibrer un vata dominant

- ✔ Évitez les sandwichs grignotés sur le coin de votre bureau ! Mangez calmement, à heures régulières, en mâchant longuement.
- ✔ Mangez vos repas chauds, onctueux et surtout bien cuits : à vos fourneaux !
- ✔ Évitez les aliments froids, secs et crus, et les saveurs astringentes et amères.
- ✔ Consommez des féculents et des légumes-racines, des aliments doux, sucrés et salés.
- ✔ Essayez le « yoga yin » et la méditation. Préférez la musique calme et les couleurs pastel, qui adoucissent les mœurs.

Les aliments qui vous font du bien

Les carottes et les légumes bien cuits, les fruits bien mûrs, sucrés et denses, comme la banane, les fruits cuits, les pâtes, le riz, les céréales semi-complètes, l'ajout d'une pincée de bicarbonate de soude dans la cuisson (longue) des légumineuses, le sel, le sucre, le gingembre frais, la réglisse, la cannelle, le cumin, le fenouil, le romarin, le basilic, le thym, les huiles...

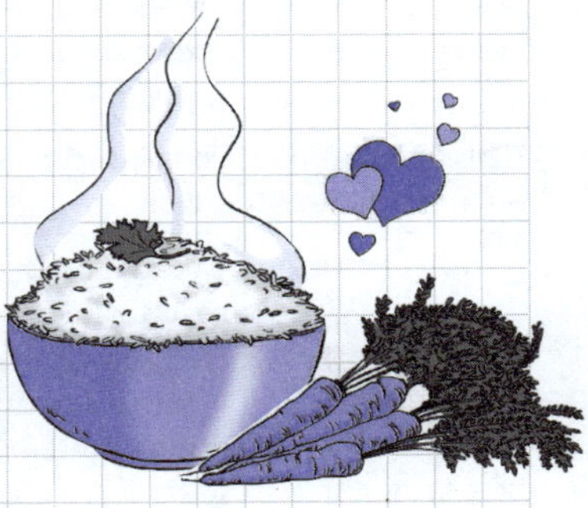

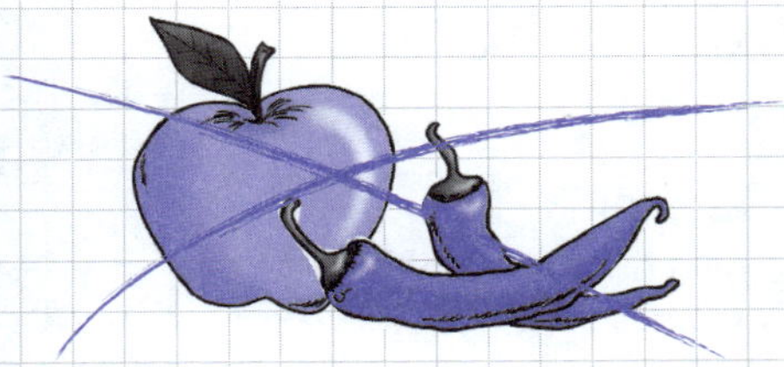

Les aliments à éviter

Les crudités, les fruits acides et crus, comme la pomme, les boissons froides, les céréales complètes, les aromates amers (estragon, persil frais...), le piment, les choux, le riz ou le maïs soufflé, la friture...

Si vous avez une majorité de pitta

Votre dosha dominant est l'alliance du feu avec un peu d'eau. Ces 2 éléments sont opposés, ils créent donc le mouvement de la transformation.
Vos mots d'ordre : « calmer le feu » en vous, vous apaiser, vous détendre.

5 conseils pour équilibrer un pitta dominant

- ✔ Mangez lentement dans un environnement calme, seul ou avec des personnes tranquilles.
- ✔ Choisissez des aliments doux, astringents et amers, et faites votre repas principal à midi.
- ✔ Cessez tous les excitants : café, thé, cigarette, musique, couleurs de feu (rouge, orange, jaune), évitez les saveurs acides, salées et piquantes.
- ✔ Consommez des aliments crus et buvez vos boissons à température ambiante ou froide en cas de crise. Cherchez les saveurs douces, amères et astringentes.
- ✔ Pratiquez le yoga et la méditation en respirant lentement.
- ✔ Prenez régulièrement des douches fraîches.

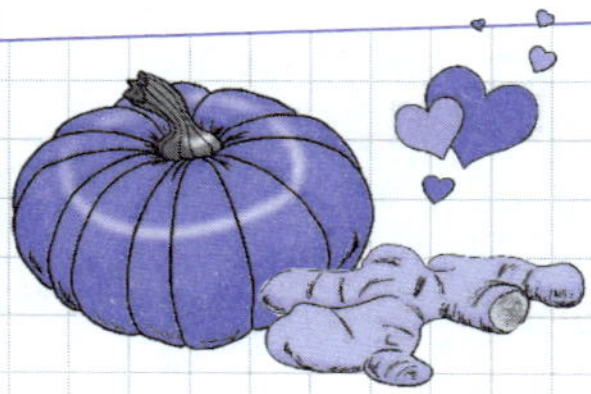

Les aliments qui vous font du bien

Le gingembre frais, le sucre roux, les courges, les courgettes, le potimarron, le potiron, les choux, les choux-fleurs, les brocolis, la chicorée, les légumes verts, l'estragon, le cumin, le curcuma, la coriandre, la sauge, le romarin, la grenade…

Les aliments à éviter

Le miel (surtout sombre), le gingembre en poudre, le sucre blanc, l'huile, les fritures et les matières grasses, le piment, le poivre, la tomate, les poivrons rouges, les betteraves rouges, l'ail et l'oignon, l'ananas, le kiwi, les fraises, le pamplemousse…

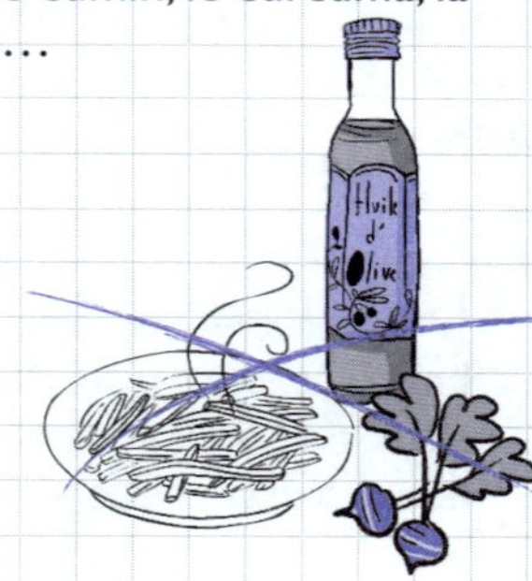

Si vous avez une majorité de kapha

Votre dosha dominant est l'alliance de la terre et de l'eau. Kapha incarne la structure, la stabilité, la densité et l'amour. Le déséquilibre de ce dosha affaiblit l'individu. Il faut le réveiller avec du feu, de l'air et de la légèreté.

Vos mots d'ordre : bouger, créer du mouvement, sortir de l'inertie, vous réchauffer !

5 conseils pour équilibrer un kapha dominant

- ✔ Faites des repas légers et stimulants, mangez du miel en dehors des repas.
- ✔ Buvez des boissons chaudes bien épicées et des tisanes longtemps infusées.
- ✔ Choisissez des aliments variés, croquants, colorés, crus, grillés et autres aliments aux saveurs piquantes, amères ou astringentes ! Évitez les aliments doux, sucrés ou trop lourds.
- ✔ Sortez, bougez, dansez, chantez… déjouez votre paresse !
- ✔ Pratiquez un yoga de feu et d'air, transpirez, faites des mouvements amples, des choses inhabituelles, et faites-vous un petit peu peur tous les jours !

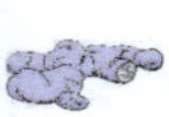

Les aliments qui vous font du bien

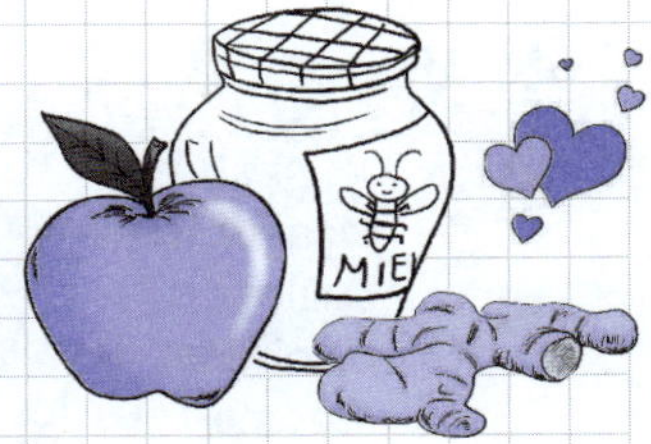

Les fruits crus et secs au petit déjeuner, les pommes, les poires, les kiwis, les agrumes, les abricots secs, les figues sèches, les raisins secs, le miel (clair), le gingembre sec et frais, le riz pilaf, les galettes soufflées de riz ou de maïs, le poivre, le piment, le thym, les légumes verts (haricots, épinards, blettes), les légumes rouges (tomates, poivrons), le millet, le seigle…

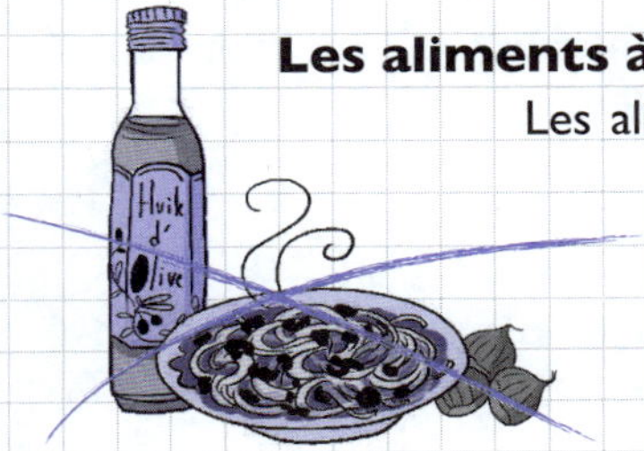

Les aliments à éviter

Les aliments crus en grande quantité, les corps gras végétaux et animaux et les huiles, les cacahuètes, les noix de cajou, les amandes, les noisettes, les bananes, les desserts lourds et sucrés, comme le riz au lait, les repas trop copieux (réduisez les quantités et évitez de grignoter !).

L'importance de la bonne humeur du cuisinier

Pour que vos aliments soient au top de leur potentiel, ils doivent être cuisinés, servis et mangés dans une ambiance saine et sereine. Dans l'ayurvéda, on dit même que l'humeur du cuisinier peut changer la qualité des aliments !
Quoi qu'il en soit, évitez de consommer les aliments raffinés (sucre blanc, farine blanche, pâtes blanches, blé), tout comme les aliments industriels et transformés (plats tout prêts, emballés sous vide), les aliments réchauffés au micro-ondes, les OGM. Évitez aussi de manger dans des lieux malsains et choisissez bien vos compagnons de table !

Mangez frais et vivant !

En admettant que l'humain et la nature sont en interrelation, il est facile de considérer que consommer local et de saison contribue au bon équilibre de notre organisme. Recherchez donc un primeur qui favorise les paysans locaux, inscrivez-vous dans une Amap ou à une livraison de paniers bio… En plus de vous faire du bien, vous épargnerez la terre des pollutions agricoles, soutiendrez des petits paysans responsables et diminuerez l'empreinte écologique du transport de vos aliments !

Recettes ayurvédiques faciles et savoureuses pour chaque dosha

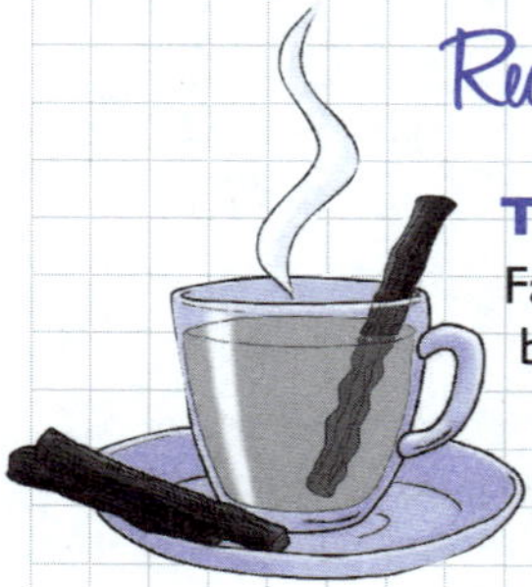

Recettes pour les vata

Tisane « réglisse-menthe » des vata

Faites bouillir dans l'eau pendant 3 minutes quelques centimètres d'un bâton de réglisse écrasé dans un demi-litre d'eau, puis infusez quelques feuilles de menthe. Filtrez et dégustez !

Pensez à acheter votre réglisse sous forme de bâton, à l'ancienne, chez un épicier !

Petit plat pour les vata ballonnés : kitcheri aux carottes, aux noix de cajou et au cumin

Ingrédients pour 2 personnes : 1 grand verre de lentilles corail, 2 carottes, 1 poignée de noix de cajou, des épices : cumin en poudre, graines de moutarde, curry.

Comment faire ? Rincez les lentilles corail. Frottez les carottes sans les éplucher (si elles sont bio) et coupez-les en dés. Dans une marmite, faites revenir un peu d'huile avec vos épices. Ajoutez les lentilles corail, les carottes, les noix de cajou et 3 à 4 verres d'eau.

Couvrez et laissez mijoter une vingtaine de minutes. Selon vos goûts, moulinez la préparation partiellement ou pas. Ce plat doit avoir la consistance d'une purée et une jolie couleur orange ! Ajoutez quelques feuilles de coriandre ! C'est prêt !

De la douceur pour les vata : tapioca au lait de coco

Ingrédients : tapioca, un quart de litre de lait de riz, un quart de litre d'eau, 4 c. à s. de crème de coco, 5 c. à s. de sucre non raffiné.

Comment faire ? Dans une casserole, mettez le lait, l'eau, la crème de coco et le sucre. Portez à ébullition. Baissez bien le feu et ajoutez 5 grosses cuillères de tapioca. Remuez avec un fouet sans arrêter jusqu'à l'obtention d'une pâte gélatineuse assez épaisse. Les graines de tapioca doivent être totalement transparentes ! Rajoutez du lait ou de l'eau si besoin est. Versez dans un plat ou dans des petits ramequins et laissez refroidir. Agrémentez à votre convenance de poudre de coco, de caroube ou de pépites de chocolat !

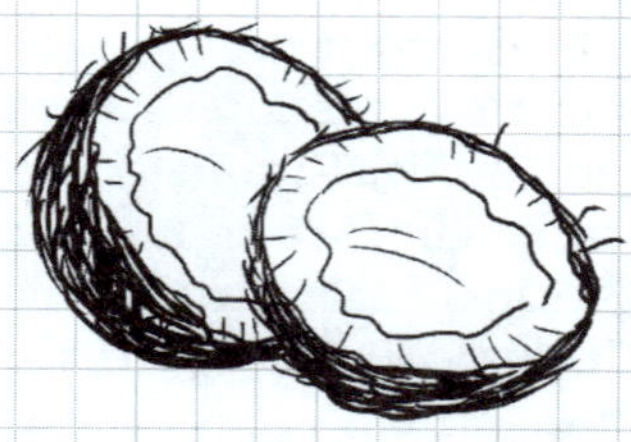

Attention ! Rincez vite vos ustensiles ! Le tapioca colle quand il est froid !

Recettes pour les pitta

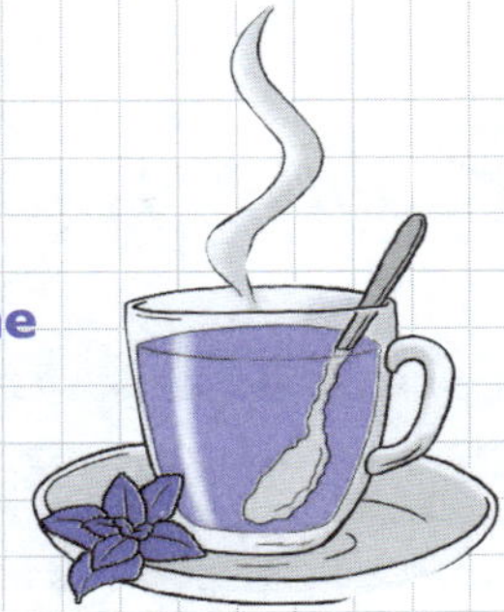

Tisane pitta à la camomille, à la menthe et à la badiane

Faites bouillir un demi-litre d'eau et ajoutez-y une pincée de fleurs de camomille, quelques feuilles de menthe et 3 étoiles de badiane (ou anis étoilé). Contemplez ce ballet aquatique avant de le filtrer et de le boire !

Petit plat pour les pompiers pitta : riz jaune et légumes verts au ghee

Ingrédients pour 2 personnes : 1 grand verre de riz blanc de Camargue, 15 belles feuilles d'épinards ou de côtes de blettes, 1 plaquette de beurre doux bio, 1 pincée de curcuma frais ou 1 c. à c. de curcuma en poudre, 1 pincée de graines de cumin, poivre et sel.

Comment faire ?

Pour réaliser le ghee (beurre clarifié) : laissez fondre la plaquette de beurre dans une casserole à feu très doux. Le beurre ne doit pas crépiter. Une mousse blanche puis des particules noires vont se détacher du beurre, filtrez au fur et à mesure avec une écumoire. Lorsque le beurre a pris une couleur d'or et une odeur de pop-corn, versez-le dans un récipient en verre propre avec un couvercle. Le ghee se conserve plusieurs semaines à température ambiante. C'est un des aliments santé de l'ayurveda !

Pour la timbale de riz : faites cuire le riz dans deux fois son volume d'eau, avec le curcuma, en poudre ou frais coupé en tout petits dés. Ajoutez-y une pincée de poivre, de sel et des graines de cumin.

Quelques minutes avant la fin de la cuisson du riz, mettez à cuire les feuilles vertes de blettes ou d'épinards coupées en lamelles. Servez et ajoutez une à deux cuillères de ghee sur votre assiette !

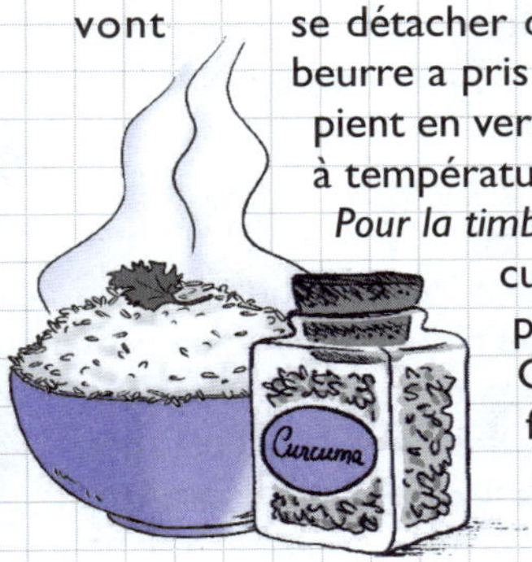

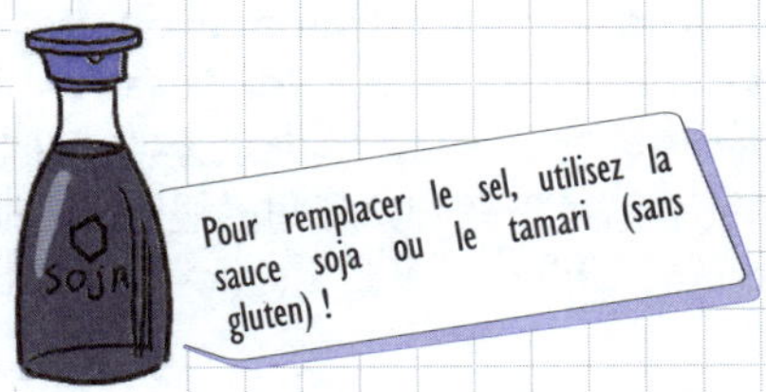

Tarte au potimarron pour pitta enflammés !

Ingrédients pour 4 personnes : 1 pâte à tarte, 1 potimarron, 2 œufs, 15 cl de lait végétal, une petite poignée de graines de courge, muscade en poudre, poivre et sel.

Comment faire ? Faites cuire à la vapeur le potimarron coupé en dés, puis réduisez-le en purée. Pendant ce temps, précuisez votre fond de tarte. Mélangez la purée de potimarron avec les œufs et le lait, poivrez, salez et ajoutez la muscade. Disposez le mélange homogène dans le fond de tarte. Décorez avec les graines de courge, en mandala ou en petites fleurs.

Laissez cuire au four 5 à 10 minutes à thermostat moyen (110 °C).

Recettes pour les kapha

La tisane des kapha : chai indien

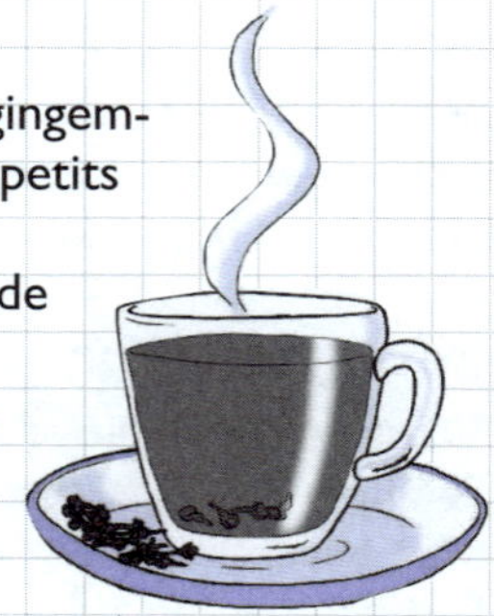

Ingrédients : 6 gousses de cardamome, 3 clous de girofle, un peu de gingembre frais coupé en dés ou râpé, 2 cm d'un bâton de cannelle réduit en petits morceaux, 1 étoile de badiane.
En option (les personnes « kapha » auront la main légère sur le lait de vache !) : un demi-litre de lait végétal ou animal, 1 c. à c. de thé noir.
Comment faire ? Dans une casserole, faites bouillir les épices dans un demi-litre d'eau et le lait (ou 1 litre d'eau pure) pendant au moins 10 minutes. Traditionnellement, le chai fait avec du lait de vache est prêt lorsqu'il est monté trois fois ! Filtrez et savourez !

Petit déj' vitalité

Ingrédients : une demi-banane, une demi-pomme et d'autres fruits de saison, le jus d'un demi-citron, 1 poignée de fruits secs variés (abricots, raisins, mangue…) coupés en petits dés, 3 pincées de graines et d'oléagineux mélangés passés au pilon (amandes, noisettes, sésame, tournesol…).
Comment faire ? Écrasez la banane et coupez les fruits en petits dés, ajoutez les fruits secs, les graines et le jus de citron. Mélangez. Agrémentez des fruits de saison, de jus d'orange et de pétales de fleurs ! Inventez de nouvelles saveurs !

La salade d'herbes folles pour kapha tristounets

Ingrédients : 1 bouquet de persil plat, 1 bouquet de menthe fraîche, 1 bouquet de basilic frais, 1 bouquet de coriandre fraîche, et autres aromates selon la saison, 1 c. à s. d'huile d'olive, 1 citron.
Comment faire ? Effeuillez les aromates, mélangez le tout dans un saladier, ajoutez un trait d'huile d'olive et le jus du citron ! Dégustez comme une salade !

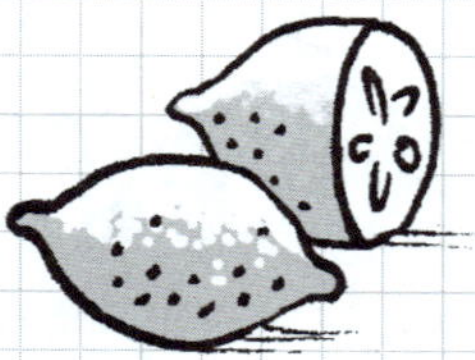

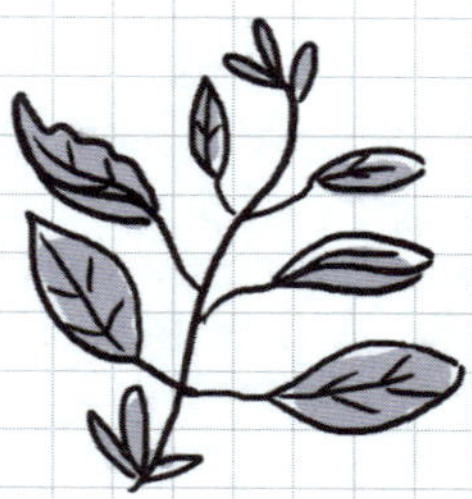

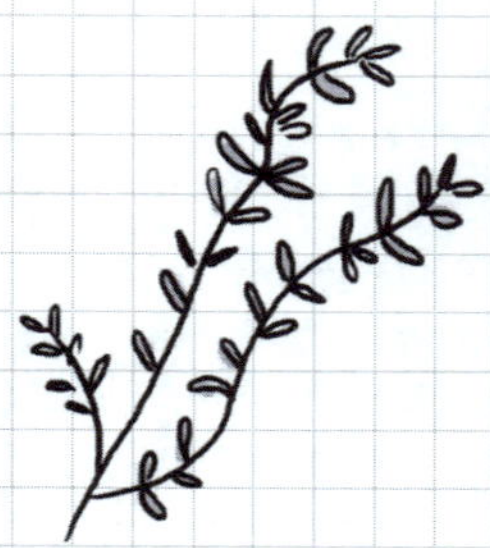

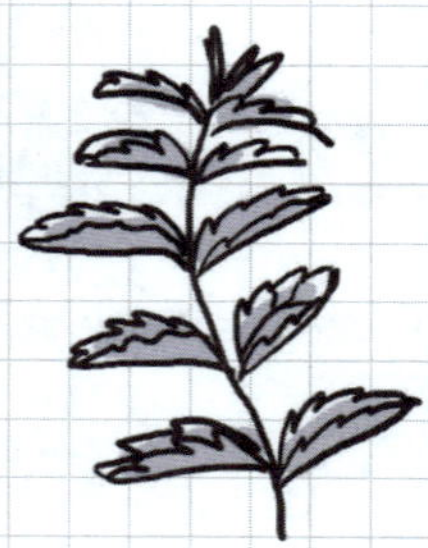

Bilan : Qu'est-ce que le yoga a changé dans ma vie ?

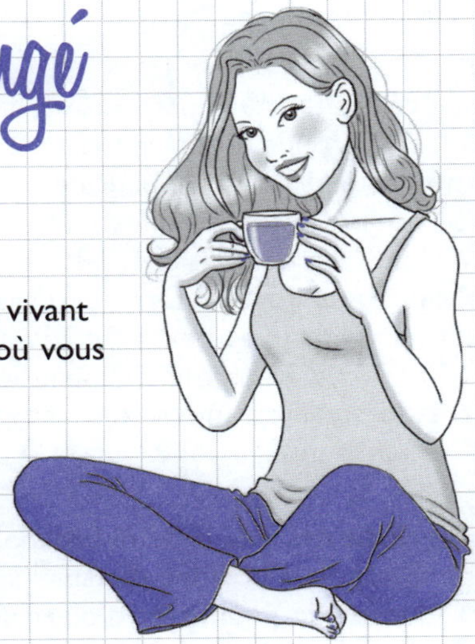

Vous venez de finir votre *Cahier yoga*… À chaque seconde, le vivant évolue. Vous vous êtes donc transformé entre le moment où vous avez ouvert ce cahier et le moment où vous le refermez.
Il est temps de faire un petit bilan de ce que vous avez appris et transformé ces derniers temps ! Sachant que la conscience du monde évolue grâce au travail que chacun fournit individuellement : commencez par vous remercier, pour vous, pour l'humanité, pour le monde, de la part de l'humanité et de toutes les formes de vie sur la terre ! Namaste !

Namaste : le salut indien
Il honore le vivant en vous et en toute chose, au-delà de l'individu, de la forme incarnée, il s'adresse à ce qui nous relie tous au vivant, à cette étincelle de vie et de lumière, éternelle et sans limite qui nous habite lors de notre furtif passage sur terre.

Après .... jours, j'observe mes transformations (notez depuis combien de jours vous avez ouvert votre *Cahier yoga*).

Durant ces derniers mois ou dernières semaines, qu'avez-vous appris sur le yoga ?

....

Qu'avez-vous appris sur vous ?

....

Quels sont les outils que vous avez adoptés pour mieux gérer votre stress ?

....

Quelles sont vos astuces pour gérer vos émotions ?

....

Combien de temps avez-vous mis à pratiquer l'ensemble des exercices présentés dans le cahier ?

....

Avez-vous observé des transformations grâce à la pratique du yoga :

Dans votre souplesse ? ....

Dans votre force ? ....

Dans vos humeurs ? ....

Dans votre respiration ? ....

Dans votre façon de manger ? ....

Dans vos questions existentielles ? ....

Dans vos engagements ? ....

Dans vos relations ? ....

Y a-t-il un engagement que vous voudriez prendre dès maintenant pour aller plus loin dans votre pratique du yoga ?

....

Quelle que soit l'ampleur des transformations que vous avez observée, le chemin du yoga est un chemin constitué de petits pas. Les grands changements se font par étapes, et rien de solide ne se construit vite ! Soyez fier des efforts que vous avez faits, sachez accueillir les échecs comme des « initiations », regardez ce qui est beau en vous, aimez-vous tel que vous êtes !

La spirale du temps

Dans le mandala-spirale ci-dessous, vous êtes invité à dessiner, écrire, coller, représenter votre transformation depuis le début de la lecture de ce cahier.
L'extérieur représente l'état dans lequel vous étiez lorsque vous avez ouvert la première page. L'intérieur de la spirale représente ce que vous avez traversé entre ce moment et aujourd'hui. Le cœur de la spirale est l'état dans lequel vous vous sentez dans l'instant présent ! L'objectif n'est pas de réaliser une œuvre d'art mais d'être dans un état de présence… le fameux état de yoga ! À vos pinceaux !

Mon état au moment de l'ouverture du cahier

Événements et émotions pendant la lecture du cahier

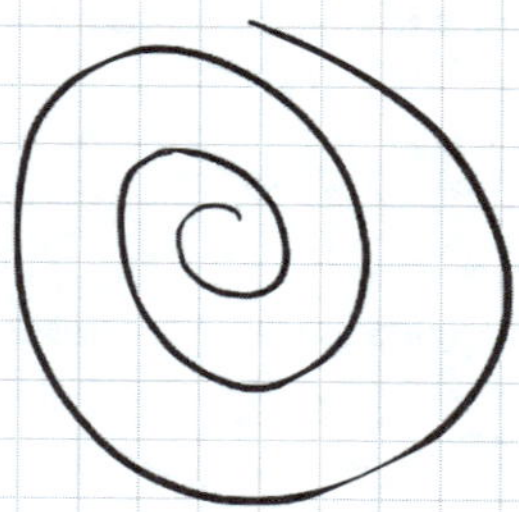

Mon état aujourd'hui

Carnet d'adresses

Sites relatifs au yoga

Le site de l'auteur, Géraldine Lethenet : http://www.yogaya.fr

http://www.acroyoga.org
http://www.ecole-adivajrashakti-yoga.fr
http://efy.asso.fr
http://www.fly-yoga.fr
http://www.layama.org
http://www.makemeyoga.com
http://www.sivananda.org
http://www.yogachezmoi.com
http://yogadeletre.com
http://yoga.maathiildee.com
http://www.yogamrita.com

Les magazines « zen » à explorer

Esprit yoga, Santé yoga, Happinez, Énergies, Rêve de femmes, Sacrée Planète, Conscience…

Lieux de yoga, de méditation et d'ayurveda

Ashram Sivananda : http://www.sivananda.org
Château zen : http://www.chateauzen.com
Stages proches de Nice :
http://www.valleemagique.com
Centre Prema, ayurvéda de proche Paris :
http://vincent.marechal.perso.neuf.fr
Centre Douar Noujoum au Maroc :
http://ressourcement-maroc.com
Méditation Shambhala :
http://www.dechencholing.org/fr
Méditation Vipassana :
http://www.dhamma.org/fr

Bibliographie

Asana Pranayama Mudra Bandha, Swami Sivananda Saraswati, éditions Satyanandashram.

Le Yoga pour les Nuls, Feuerstein Georg, éditions First.

Yoga et Ayurvéda, David Frawley, éditions Turyia.

Chakras, Harish Johari, éditions Médicis.

Remerciements

Merci au soleil, qui a permis à 80 % la rédaction de ce livre grâce à son énergie transformée.
Merci aux arbres, que vous tenez dans vos mains.
Merci à Juliette Collonge de sa confiance et de sa patience. Merci à Blandine Pouzin, qui fut la première à miser sur ma plume. Merci à mes amis, ma famille et Bilou, fidèles et précieux, pour leur soutien inconditionnel. Merci à Dominique Lussan, pour sa posture et ses enseignements de lumière. Merci à tous mes profs pour leurs mots, leurs engagements et leur foi. Merci à la Sangha, à ceux qui s'engagent, à tous les pionniers qui ouvrent les voies. Merci au Samu Du Ciel, Muse et Poète, source d'inspiration et d'irrationnel. Merci aux fêlés, qui laissent passer la lumière !

Découvrez tous nos cahiers pratiques et notre catalogue sur :
www.solar.fr

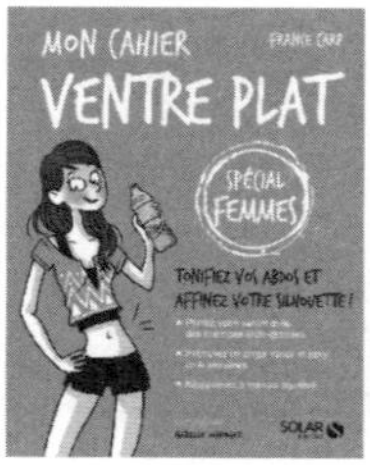

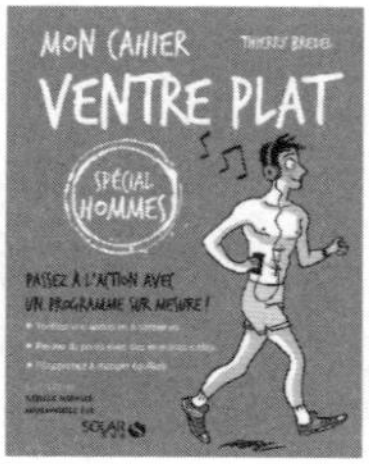

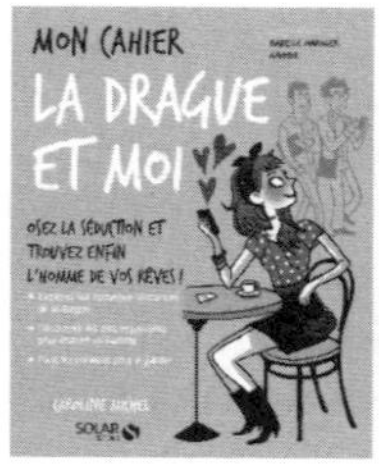

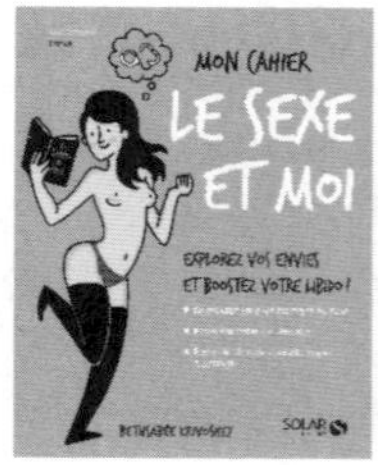

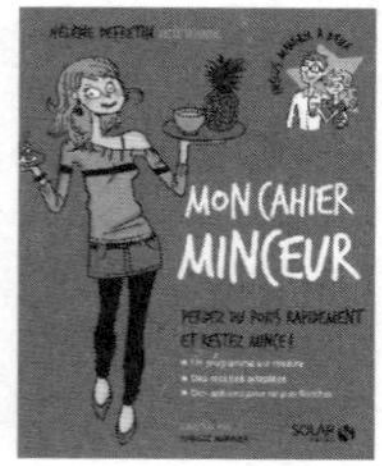

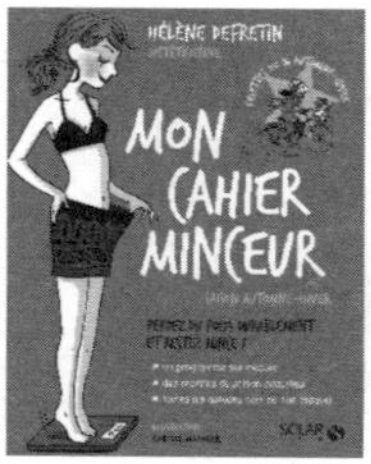

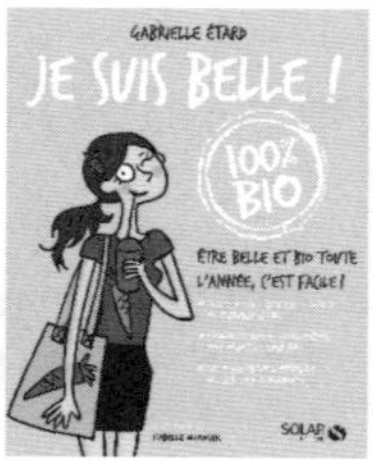

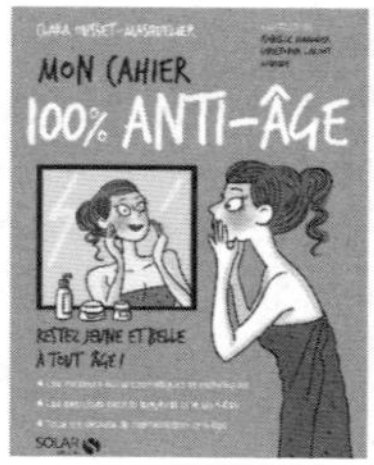

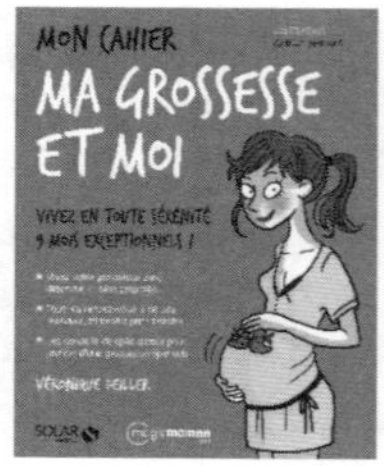

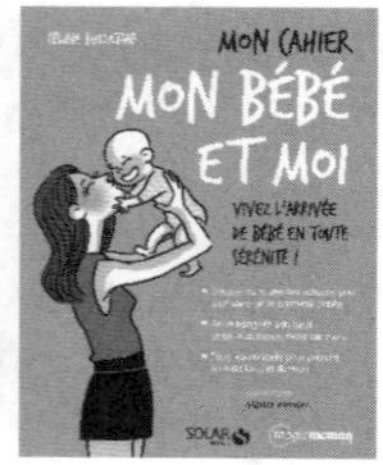

Direction
Jean-Louis-Hocq

Direction éditoriale
Suyapa Hammje

Direction d'ouvrage
Juliette Collonge

Édition
Marion Guillemet-Bigeard

Mise en pages
Nord Compo

Fabrication
Céline Premel-Cabic

ISBN : 978-2-263-06791-4
Code éditeur : S06791/04
Dépôt légal : avril 2015
Imprimé en France par Laballery - 601401

Solar | un département place des éditeurs